AURÉLIO ALFIERI

MANUAL PRÁTICO PARA SER

JOVEM
POR
MAIS
TEMPO

A RODA DA **JUVENTUDE**

Editora Appris Ltda.
1ª Edição - Copyright© 2022 dos autores
Direitos de Edição Reservados à Editora Appris Ltda.

Nenhuma parte desta obra poderá ser utilizada indevidamente, sem estar de acordo com a Lei nº
9.610/98. Se incorreções forem encontradas, serão de exclusiva responsabilidade de seus organi-
zadores. Foi realizado o Depósito Legal na Fundação Biblioteca Nacional, de acordo com as Leis
nos 10.994, de 14/12/2004, e 12.192, de 14/01/2010.

Catalogação na Fonte
Elaborado por: Josefina A. S. Guedes
Bibliotecária CRB 9/870

A387m
2022
	Alfieri, Aurélio
	  Manual prático para ser jovem por mais tempo : a roda da juventude /
	Aurélio Alfieri. - 1. ed. - Curitiba : Appris, 2022.
	    224 p. ; 23 cm.
	
	  ISBN 978-65-250-2012-9
	
	  1. Qualidade de vida. 2. Hábitos de saúde. 3. Motivação (Psicologia).
	4. Juventude. 5. Exercícios físicos. I. Título.
	
	                                                                     CDD – 613

Appris
editora

Editora e Livraria Appris Ltda.
Av. Manoel Ribas, 2265 – Mercês
Curitiba/PR – CEP: 80810-002
Tel. (41) 3156 - 4731
www.editoraappris.com.br

Printed in Brazil
Impresso no Brasil

AURÉLIO ALFIERI

MANUAL PRÁTICO PARA SER

JOVEM
POR
MAIS
TEMPO

A RODA DA **JUVENTUDE**

artêra
e d i t o r i a l

Appris
editora

FICHA TÉCNICA

EDITORIAL
Augusto V. de A. Coelho
Marli Caetano
Sara C. de Andrade Coelho

COMITÊ EDITORIAL
Andréa Barbosa Gouveia (UFPR)
Jacques de Lima Ferreira (UP)
Marilda Aparecida Behrens (PUCPR)
Ana El Achkar (UNIVERSO/RJ)
Conrado Moreira Mendes (PUC-MG)
Eliete Correia dos Santos (UEPB)
Fabiano Santos (UERJ/IESP)
Francinete Fernandes de Sousa (UEPB)
Francisco Carlos Duarte (PUCPR)
Francisco de Assis (Fiam-Faam, SP, Brasil)
Juliana Reichert Assunção Tonelli (UEL)
Maria Aparecida Barbosa (USP)
Maria Helena Zamora (PUC-Rio)
Maria Margarida de Andrade (Umack)
Roque Ismael da Costa Güllich (UFFS)
Toni Reis (UFPR)
Valdomiro de Oliveira (UFPR)
Valério Brusamolin (IFPR)

ASSESSORIA EDITORIAL
Natalia Lotz Mendes

REVISÃO E PREPARAÇÃO DE TEXTO
Helena Santana

REVISÃO
José A. Ramos Junior

PRODUÇÃO EDITORIAL
Fernando Nishijima

PROJETO GRÁFICO
Fernando Nishijima

ILUSTRAÇÕES
Milena Cabral

COMUNICAÇÃO
Carlos Eduardo Pereira
Débora Nazário
Karla Pipolo Olegário

LIVRARIAS E EVENTOS
Estevão Misael

GERÊNCIA DE FINANÇAS
Selma Maria Fernandes do Valle

Agradeço aos meus pais,
por me incentivarem em
todos os meus projetos.

Aos meus avós:
Aurélio, Anália,
Luiz e Lucilla,
por me ensinarem de
maneira prática
como envelhecer de forma
saudável e feliz.

E um agradecimento especial
à minha grande inspiração,
a bisavó dona Maria,
que nos deixou aos 102 anos,
enquanto eu escrevia este livro.

PREFÁCIO

É um privilégio ter sido convidado para prefaciar a primeira obra literária do Aurélio Alfieri. Primeiro, por ele ser um profissional de Educação Física que tudo entende sobre o tema condicionamento físico; segundo, porque o material elaborado é de altíssima qualidade; e, por fim, pela paixão que ele transmite pelo que faz. Não é à toa que Aurélio conta com um milhão de seguidores, os quais atestam as soluções propostas. Um milhão! E, olhem, já seriam muitos se o público-alvo fosse de geração Y ou Z. Não, seus seguidores são pessoas de 50 a 100 anos de idade, que se multiplicam por obterem resultados significativos com os exercícios por ele propostos.

O *Manual Prático para ser Jovem por Mais Tempo* tem uma proposta audaciosa, a de ensinar como manter a nossa vitalidade de forma duradoura. E, garanto, Aurélio o consegue por ser movido pelo senso de propósito ao que se dedica.

Receber essas importantes informações por meio das mídias sociais já era para lá de bom. Mas agora, sob formato impresso, ficou ainda melhor: um manual para ter sempre ao alcance, pertinho. O "bom e velho livro" que a nossa geração tanto gosta! Além do mais, o livro físico permite fazer anotações e sublinhar os pontos de interesse. É interativo! E seu conteúdo foi pensado de forma a facilitar e agilizar o tempo – exercícios a serem feitos a qualquer momento.

Aurélio, é patente, elaborou os exercícios com muito carinho, técnica e dedicação. É sua missão. Seu principal objetivo é proporcionar às pessoas mais maduras a possibilidade de aumentarem sua qualidade de vida pela atividade física. Pensou cada detalhe a fim de dar maior mobilidade e bem-estar a elas. E o carinho que dedica a cada página do livro, um verdadeiro manual de bem viver e bem estar, acaba por motivar e inspirar seus alunos.

O livro *Manual Prático para ser Jovem por Mais Tempo* contém muitos anos de pesquisa e experiência. Aurélio coloca a saúde como uma condição a ser buscada e mantida todos os dias. Ele pesquisou e elaborou ferramentas que ajudam no cultivo de boas práticas, resultando em uma vida mais longa, saudável e, principalmente, com independência. Não são apenas sugestões, são informações científicas de qualidade, baseadas em evidência a partir de resultados testados e comprovados.

Logo no início percebe-se a dedicação que o Aurélio imprime ao seu trabalho, quando sugere uma autoavaliação em dez aspectos do cotidiano do leitor, para manter a "Roda da Juventude" em movimento.

Mudar um hábito é bem difícil – e isso todos nós sabemos. Mas, pelas lentes do autor, com seu incentivo e acompanhamento, tudo fica mais leve e divertido. E atenção: todos os conselhos e práticas continuarão fazendo a diferença no futuro, daqui há 20 ou mais anos.

Além dessa qualidade de vida, há a redução de dores, que são atestadas por incontáveis seguidores. Deles Aurélio recebe, diariamente, pelas redes sociais, agradecimentos por conseguirem mais disposição, independência e alívio de dores antes tão difíceis de serem solucionadas. São milhares de depoimentos dos alunos maduros do Aurélio.

Aurélio defende a sustentabilidade que está presente em seu trabalho, ou seja, pensa no ser humano em relação ao seu entorno, ao seu ambiente. O que faz bem para um se multiplica em bem-estar para a sua família, amigos e a sociedade.

Vale ressaltar que a prática e o exercício físico são vitais para o público sênior, porque, segundo a OMS, essa é a intervenção no estilo de vida que mais ganhos traz para se alcançar qualidade de vida e prevenir enfermidades crônicas. É o pilar do Envelhecimento Ativo, o marco que desenvolvi enquanto diretor do Departamento de Envelhecimento e Saúde da Organização Mundial da Saúde, lançado em 2002 e atualizado em 2016 pelo Centro Internacional da Longevidade que presido desde 2012 (ilcbrazil.org.br).

Assim, junto-me aos seus muitos seguidores para esta leitura que além de agradável e estimulante, é, sobretudo, tão saudável.

Não vou me alongar mais porque o entusiasmo dessa fonte da juventude realmente faz com que eu queira escrutiná-la item por item, mas deixo para que você, leitor, aprecie e possa utilizá-la para a sua boa saúde... por muitos e muitos anos.

Desejo uma ótima leitura a todos!

Alexandre Kalache

É médico, gerontólogo e presidente do Centro Internacional de Longevidade Brasil (International Longevity Centre Brazil – ILC-BR).

Codiretor da Age Friendly Foundation.

PhD em Epidemiologia pela Universidade de Oxford, fundador da Unidade de Epidemiologia do Envelhecimento da Universidade de Londres e criador do primeiro mestrado em Promoção da Saúde da Europa.

Dirigiu o Departamento de Envelhecimento e Curso de Vida da Organização Mundial da Saúde (OMS).

APRESENTAÇÃO

Estamos presenciando uma rápida evolução em nosso planeta. A comunicação, a medicina, os transportes, tudo está evoluindo, gerando prosperidade e comodidade para a maior parte da população. É cada vez mais comum encontrarmos pessoas com mais de 70 anos cheias de disposição, felizes, trabalhando, divertindo-se e aproveitando tudo que a vida pode oferecer. Porém, em uma proporção muito maior, vemos pessoas que nem mesmo chegaram aos 50 anos e já estão velhas, cheias de dores, com excesso de peso, sem disposição. Reclamam o tempo todo e parecem se arrastar pela vida esperando a morte chegar.

O mundo moderno é fantástico, pois nos oferece tecnologias revolucionárias que facilitam a nossa vida. Ao mesmo tempo, faz aumentar o sedentarismo, mantendo-nos em casa, com má postura e com péssimos hábitos alimentares.

Viver em plenitude pelo maior tempo possível com independência e autonomia é o desejo de todos nós. Por esse motivo, a fonte da juventude é buscada desde os alquimistas até os cientistas modernos, que se esforçam para encontrar uma fórmula para aumentar o nosso tempo de vida e manter a nossa vitalidade.

Seguindo os passos das pessoas que tiveram sucesso e conseguiram manter a disposição independentemente do avanço dos anos, é possível ter resultados semelhantes ou até melhores.

Para facilitar a sua vida, neste livro você encontrará a fórmula para ser jovem por mais tempo dividida em dez passos simples para você implantar na sua rotina e ser feliz.

A fórmula apresentada aqui é muito interessante, porque, logo após preencher a ferramenta inicial, você será direcionado exatamente para o capítulo que mais fará diferença na sua vida. Assim você economiza tempo, começa hoje mesmo e pode ter resultados ainda mais rápido.

Aperte os cintos para iniciar uma aventura guiada e personalizada para que você consiga ser jovem por mais tempo, aproveitando tudo de bom que a vida pode oferecer!

SUMÁRIO

Introdução..15

PARTE I

Modo de usar a Roda da Juventude...........................25

1. Encontre aliados! 41
2. Defina seu propósito! 55
3. Caminhe!..67
4. Durma bem! 79
5. Anime-se!..89
6. Melhore sua postura! 109
7. Coma bem!...130
8. Cuide do seu peso! 151
9. Exercite seus músculos!....................................170
10. Estique-se! 188

PARTE II

Leia para aumentar a sua motivação!.......................203

PARTE III

Reavalie sua roda! 213

PARTE IV

Conclusão (ou Parabéns!)......................................219

Notas...223

INTRODUÇÃO

O tempo voa, portanto, seja o piloto da sua vida e escolha os melhores caminhos.

(Michael Altshuler)

Quando comecei meus estudos na área da saúde, deparei-me com a notícia de que estamos vivendo mais. Isso me deixou muito feliz, pois ultrapassar a barreira dos 80 anos era muito raro poucos anos atrás. O aumento na previsão de quantos anos uma pessoa vai viver se deu por causa da evolução da ciência e da popularização dos tratamentos médicos. Ficou mais fácil nos mantermos vivos por mais tempo. Na minha família, tenho duas avós que usam marcapasso cardíaco. Se não fosse por essa tecnologia, provavelmente elas não estariam mais aqui. Acho esse avanço tecnológico lindíssimo, pois faz com que seja possível viver por muito mais tempo.

Para se ter uma ideia, em 1920, a expectativa de vida de um brasileiro era de 34 anos, hoje já é superior aos 75 anos. Ou seja, estamos vivendo por muito mais tempo. Isso é uma excelente notícia! Fico muito feliz quando leio as novidades sobre inovações na área médica, pois elas nos mostram que estamos cada vez mais próximos da cura de várias doenças. Mas agora eu te pergunto: se vamos viver por mais tempo, será que estamos cuidando do nosso corpo para manter a nossa independência física durante esse tempo que vamos ganhar?

Tive um sábio professor na faculdade chamado Paulo Micoski que sempre falava: "Eu não sou velho, a única diferença é que sou jovem há muito mais tempo que vocês". Além de repetir constantemente essa frase, o professor cuidava muito de sua saúde e exibia uma postura exemplar. Sempre olhei para ele com muita admiração e pretendo seguir seus passos.

Preste atenção nesta história:

Um pai muito bondoso dá aos seus dois filhos uma casa para cada um. As duas casas são iguais e perfeitas. Só que um dos filhos é cuidadoso, enquanto que o outro irmão é relaxado. O que você acha que vai acontecer?

O filho cuidadoso limpa a casa com frequência, faz manutenções preventivas, ao menor sinal de problema já procura resolvê-lo. Já o filho relaxado não limpa a casa e deixa todas as manutenções para depois.

Garanto que você consegue imaginar o que vai acontecer com essa casa. Em um ano já será possível ver diferença entre as duas. Em dez anos será impossível saber que no início as duas casas eram idênticas. Em 40 anos a casa do filho cuidadoso estará bem conservada e a casa do filho relaxado será velha e imprestável.

Com o tempo, nosso corpo vai apresentando limitações, porém grande parte delas se desenvolve por falta de cuidado com ele.

Assim como o pai bondoso que deu uma casa para cada filho, nossos pais nos dão a vida e um único corpo. Temos que cuidar bem dele, pois é único e insubstituível. Se você cuidar do seu corpo da maneira adequada, você vai permanecer jovem por muito mais tempo.

Falando um pouco de mim, iniciei meus trabalhos em academias há 20 anos. Desde então, o meu principal foco foi encontrar uma maneira de tornar a atividade física mais eficiente, segura e divertida. O início da minha carreira foi dedicado a dar aulas em academias. Como os resultados dos meus alunos eram cada vez mais evidentes, comecei a ministrar palestras e cursos para profissionais de Educação Física e Fisioterapia. Dei cursos nos maiores congressos de Educação Física do país.

Ao mesmo tempo, meu trabalho como personal trainer me serviu como laboratório, pois, com a agenda cheia, eu recebia uma demanda muito grande de solicitações. Com isso, sempre tinha que me manter atualizado para conseguir atender às expectativas desses alunos, que pagavam caro pelo atendimento. Nessa época, trabalhei duro e tinha resultados muito bons com meus alunos. Só que eu sentia que precisava ajudar mais gente e fazer esse conhecimento chegar a cada vez mais pessoas. Finalmente, descobri no YouTube uma forma extraordinária para difundir essas técnicas que antes beneficiavam apenas meus alunos particulares.

Depois de atender centenas de alunos de maneira personalizada e gravar vídeos que já tiveram mais de 50 milhões de visualizações, pude perceber quais técnicas são mais eficientes para trazer resultado e para manter o pique dos alunos. Sempre digo que ter uma técnica eficiente é bom, mas quando isso se soma a uma estratégia divertida, a atividade física fica muito melhor. Neste livro vou te dar as melhores dicas para que você consiga encontrar o caminho para alcançar uma vida mais saudável e feliz.

QUAL O MOTIVO DE TER ESCOLHIDO ESSA MISSÃO DE TRABALHAR COM A TERCEIRA IDADE?

Por incentivo dos meus pais, comecei a fazer esporte muito cedo. Experimentei várias modalidades, porém o que mais me chamou a atenção foi o judô. Durante as práticas, encantei-me com o ofício dos meus professores e, desde criança, eu já sabia que esse seria o meu destino. Entrei na faculdade de Educação Física e logo nos primeiros estágios descobri que eu gostava de dar aulas para pessoas mais velhas. Independentemente da idade, o importante era que eu fosse mais novo. Não sei bem o porquê, mas acredito que as pessoas mais vividas têm mais a nos ensinar e, como eu adoro aprender, cada aula era um novo aprendizado.

PROPÓSITO DO AURÉLIO ALFIERI

Atualmente, o que mais motiva e faz o meu coração bater mais forte são os depoimentos que recebo nas redes sociais. São alunos contando que conseguiram melhorar a qualidade de vida de maneira simples, reduzindo dores. Eles me agradecem por ajudá-los a melhorar a postura, ganhar mais disposição e independência, enfim, a ter mais saúde.

Durante esse processo de criação de vídeos, entendi que "o bom professor" deve conseguir atrair seus alunos de maneira natural e "segurar" a sua atenção. Quando se trata de exercícios físicos, o segredo é motivar e inspirar os alunos.

ECOLOGIA DO MEU TRABALHO

Uma ideia-chave para mim é o conceito de "ecologia", ou seja, pensar o ser humano em relação ao seu entorno, ao seu ambiente. Todos nós perseguimos a felicidade, mas penso que ela deve estar alinhada de maneira **ecológica**: ela tem que fazer bem para mim, para a minha família e para toda a sociedade. Dessa forma as nossas atitudes se tornam **sustentáveis**.

Vou falar muito sobre isso durante o livro, pois a ecologia e a sustentabilidade estão diretamente ligadas à nossa saúde e, consequentemente, à nossa felicidade.

Para eu ser feliz, preciso ter saúde, ter tempo para mim, viver em uma família que esteja bem e trabalhar com o que me traga satisfação pessoal. Simples assim!

IMPORTÂNCIA DE CUIDAR DA SAÚDE

Sabemos que muitas pessoas estão se definhando em casa, sem praticar exercícios. O sedentarismo leva à perda de massa muscular e de condicionamento físico. Como consequência, as pessoas estão desenvolvendo problemas graves de saúde simplesmente porque não conseguem se colocar em movimento.

Sensibilizado com essa causa, foquei em ajudar quem estava procurando maneiras de melhorar a saúde, mas que, por algum motivo, não conseguia acesso a informações de qualidade. Resolvi dedicar-me ao combate do sedentarismo e à melhora da saúde, recomendando exercícios fáceis e inclusivos que qualquer pessoa consegue fazer em casa. Escolhi essa missão porque, com alguns exercícios fáceis, o aluno já pode ter ótimos resultados e, principalmente, sair da inércia.

QUEM É O AURÉLIO E RESULTADOS OBTIDOS

Atualmente, a maior parte do meu tempo é dedicada ao meu canal do YouTube, no qual ensino gratuitamente exercícios fáceis para fazer em casa e dou dicas de saúde. O meu canal já conta com mais de 1 milhão de inscritos. E, quanto mais ele cresce, maior fica a minha responsabilidade. Diferente de um personal trainer que dá aulas um a um, eu tenho mais de 1 milhão de pessoas assistindo a um único vídeo e o criticando. Essa responsabilidade me dá medo, muito medo de fazer algo errado. Mas, ao mesmo tempo, me estimula e faz com que eu enfrente uma maratona de estudos para me sentir cada vez mais seguro sobre cada aula que eu dou. Precisei encontrar formas para organizar meu tempo e distribuir minhas atividades entre os estudos, a gravação dos vídeos e a prática dos exercícios. Mas nem sempre foi assim.

O "ANTES" DO AURÉLIO

Durante minha infância e adolescência, eu tinha muita dificuldade em me comprometer com tarefas escolares, estudos ou mesmo exercícios físicos. Parecia que algo dentro de mim tentava me distrair das tarefas realmente importantes da vida. Frequentemente eu esquecia de fazer as tarefas de casa, tinha preguiça, deixava tudo para mais tarde, até chegar a um momento que era impossível realizar tudo a tempo. Mas você deve estar pensando: Aurélio, como você, sendo uma pessoa indisciplinada, conseguiu realizar tantas coisas na vida? Conseguiu criar empresas, atender muitos alunos, criar um canal no YouTube e ainda escrever um livro?

COMO O AURÉLIO FEZ PARA SER DISCIPLINADO

A resposta é simples: tive a influência do esporte. Desde pequeno, meu pai me incentivou na prática esportiva. No judô, além de encontrar grandes amigos, tive um ótimo professor.

Portanto sou uma pessoa normal, indisciplinada, que precisou aprender a como se organizar para poder crescer na vida.

Desenvolver a minha disciplina parecia impossível na minha adolescência. Eu sempre ficava com preguiça de fazer as atividades da escola, tinha muita dificuldade, ficava me distraindo com tudo e perdendo tempo. E isso era péssimo, porque eu não conseguia me divertir, ficava sempre assombrado pelo fantasma de alguma tarefa atrasada.

Assim que recebi o diploma da universidade, iniciei a minha jornada profissional cheio de vontade. Nesse período eu já tinha um esboço de um projeto que tinha até marca registrada. Separei livros para ler e vários cadernos para planejar essa nova empresa. Eu não tinha chefe nem sócios, então separava oito horas do dia para estudar e planejar. Só que, quando eu olhava para o que realmente tinha feito naquela jornada, era muito decepcionante. Eu tinha perdido tempo com distrações, deixando de lado o que realmente era importante.

Esse foi um período de muita angústia. Quanto mais eu me esforçava para me concentrar no objetivo, mais apareciam desculpas para me tirar do caminho. Foi aí que decidi que precisaria mudar minha atitude para ter mais disciplina e conseguir realizar meu objetivo de abrir minha empresa.

Busquei a ajuda de um psicólogo. Isso foi fundamental porque ele me deu orientações com relação à organização e me ensinou algumas ferramentas que facilitam o processo de disciplina. Fui exercitando aos poucos e posso afirmar que melhorei muito. Até hoje procuro aplicar mais técnicas para organizar melhor meus pensamentos e prioridades. Minha vida se tornou muito mais produtiva e feliz. Disciplina parece chata, porém, quando a conquistamos, ela nos traz prosperidade, felicidade e saúde.

CASOS SOBRE DISCIPLINA

Atuo em academias há mais de 20 anos. Nesse período, pude perceber que a maioria das pessoas que se matriculam nas academias frequenta por algumas semanas e logo desiste. Elas sabiam que precisavam fazer os exercícios, tinham um impulso inicial que as ajudava a sair de casa, fazer matrícula, mas por algum motivo esse impulso desaparecia. Foi aí que eu percebi que o maior problema não era em prescrever os melhores exercícios, mas sim de motivar e inspirar os alunos de forma que eles levassem o hábito dos exercícios para toda a sua vida.

Por esse motivo, dediquei-me ao estudo da Psicologia. Participei de congressos e fiz uma pós-graduação nessa área. Tenho certeza de que esses ensinamentos fizeram toda a diferença em minha abordagem.

Em todo meu trajeto profissional, testei várias formas de manter a motivação dos alunos. Quando comecei a prescrever exercícios pelo YouTube, ficou ainda mais fácil entender quais estratégias eram mais eficientes, pois a audiência e as críticas nos meus vídeos me ajudaram a ver a dificuldade que meus alunos têm.

Está claro que, para ter saúde, independência e autonomia, para sermos jovens independentemente da idade, precisamos ter disciplina. Este livro é recheado de dicas para você, assim como eu, começar a melhorar sua disciplina e ter uma vida plena.

VITIMIZAÇÃO

Em nossa cultura é muito comum encontrarmos desculpas e justificativas para tudo o que acontece em nossas vidas. Mesmo sabendo disso, todos os dias me deparo inventando uma desculpa para mim mesmo. Quem nunca inventou uma que atire a primeira pedra!

Vou listar algumas desculpas que ouço dos meus alunos com frequência:

• Não tenho tempo para fazer exercícios!

• Não tenho dinheiro para fazer exercícios!

• Alimentação saudável custa caro!

Se você nunca usou uma dessas desculpas, tenho certeza de que conhece alguém que já! Neste livro vou te mostrar que não existe desculpa para deixar a sua saúde para depois. Ao ler os próximos capítulos, você vai ver como é possível driblar essas justificativas mais frequentes, pois:

- Em apenas dez minutos por dia é possível se exercitar!

- Fazer exercícios não custa nada e, além disso, vai te fazer economizar!

- Os alimentos saudáveis são mais baratos que os alimentos que fazem você engordar!

Tenha certeza de que você tem o poder de manter o seu corpo saudável e tudo o que precisa está ao seu alcance. Apenas leia o livro e coloque as tarefas em prática.

CONTROLE A PRÓPRIA VIDA

Preste muita atenção: o que você faz HOJE vai determinar a pessoa que você será amanhã. Lembre-se de que seus pais te deram a vida e um corpo maravilhoso. Cuide dele como sendo o presente mais valioso que você já recebeu, pois ele é único e não pode ser trocado. Todas as agressões que você fizer contra ele vão marcá-lo para sempre.

Só existe um dia que você pode usar para tornar a sua vida mais saudável e esse dia é HOJE. Não podemos voltar no tempo nem viajar para o futuro, portanto comece agora mesmo. Independentemente da sua idade e de suas limitações, você tem o controle. Ser mais saudável está em suas mãos! Se você tem alguma dúvida de que isso seja verdade, venha comigo, pois vou te ajudar!

DISCIPLINA

Tudo começa com o valor que damos para as tarefas importantes e urgentes da nossa vida. Você já parou para pensar sobre isso?

As tarefas importantes são aquelas que nos fazem crescer e as tarefas urgentes são aquelas que nos fazem sobreviver. Vou dar alguns exemplos:

Importantes:

- Escovar os dentes.

- Cuidar da alimentação.

- Fazer exercícios.

- Estudar.

Urgentes:

- Ir ao dentista quando estamos com dor de dente.

- Ir ao hospital de ambulância, pois tivemos um infarto.

- Procurar um trabalho estando desatualizado.

Portanto, quanto mais tarefas importantes você faz, menos tarefas urgentes você tem para fazer. Ao mesmo tempo, quanto mais tarefas urgentes você tem para fazer, menos tempo sobra para fazer as tarefas importantes, gerando estresse e ansiedade.

Vou explicar melhor:

Se você não escovar os dentes, terá cáries e precisará urgentemente de um dentista.

Se você comer muitos doces e gorduras e tiver uma vida sedentária, poderá ter uma parada cardíaca e precisará urgentemente de assistência médica.

Portanto, se você tiver bons hábitos, terá uma vida muito mais tranquila e saudável.

Na minha opinião, disciplina é a capacidade de realizar as tarefas importantes antes que elas se tornem urgências. Com isso sobrará mais tempo para você viver a vida com plenitude.

Minha mãe sempre me falava: "Primeiro a obrigação e depois a diversão!".

Pessoas mais saudáveis conseguem manter a juventude por mais tempo. E para nos mantermos saudáveis, precisamos ter disciplina. Durante todo o livro, darei várias dicas para você conseguir manter a sua disciplina e alcançar os resultados que você quer.

Neste capítulo vou te mostrar como funciona o nosso ciclo da juventude e como mantê-lo operante.

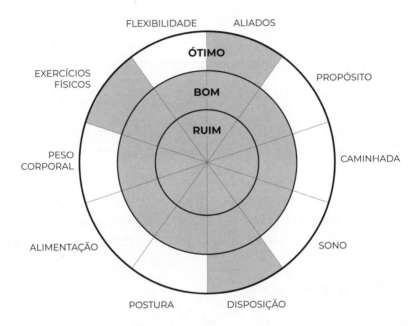

Perceba que tudo está conectado.

Quando você faz exercícios, começa a dormir melhor, mantém um peso saudável e consegue melhorar sua animação. Quando você encontra aliados que podem te ajudar a fazer escolhas melhores, fica mais fácil se alimentar bem. É um ciclo que funciona independentemente da ordem em que você coloca os aspectos na sua vida.

PARTE I

MODO DE USAR A RODA DA JUVENTUDE

*Um dia é preciso parar de sonhar,
tirar os planos da gaveta e,
de algum modo, começar...*

(Amyr Klink)

INTRODUÇÃO AO PROBLEMA

Nosso corpo é a máquina mais perfeita do mundo e merece ser bem cuidada. Já sabemos que pessoas que cuidam do corpo se mantêm jovens por muito tempo e, se não cuidamos do nosso corpo, acabamos envelhecendo muito mais rápido. Mas quais seriam os fatores principais para manter a juventude eterna?

APRESENTAÇÃO DA RODA DA JUVENTUDE

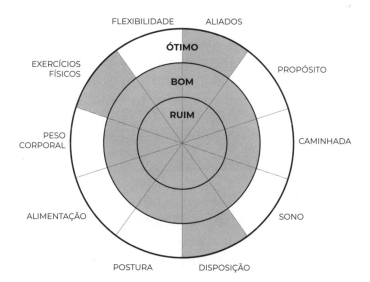

Na figura anterior está a Roda da Juventude. Se ela estiver plena, você também estará saudável e mais jovem. Mas se algum desses itens começa a falhar, ele começa a atrapalhar todos os outros do sistema.

DE ONDE SURGIU A IDEIA DESSA FERRAMENTA

Desenvolvi a Roda da Juventude para te ajudar a encontrar os pontos da sua vida aos quais você deve dar mais atenção. Essa ferramenta foi inspirada na Roda da Vida, desenvolvida na década de 1960 pelo norte-americano Paul Meyer.

Aqui, adaptei os conceitos para focar naquilo que vai fazer você viver mais e com mais independência, evitando dores e se mantendo mais saudável.

O QUE É UMA FERRAMENTA

Quando precisamos fazer algo que parece difícil, precisamos encontrar alguma solução que facilite essa tarefa. Sabe quando você precisa tirar um parafuso, mas está sem a chave de fenda? Você pode tentar tirar com a mão, com a unha ou usar uma faca. Você pode até conseguir, mas garanto que, se tivesse a ferramenta correta, seria muito mais simples e rápido.

Assim como existe uma ferramenta para tirar um parafuso da parede, existem ferramentas para nos ajudar a mudar os hábitos ou ter mais disciplina. Depois que descobri essas ferramentas, tudo na minha vida se tornou mais fácil.

DOR SOBRE A MUDANÇA DE HÁBITOS

Estamos aprendendo coisas novas todos os dias e isso é uma das maravilhas da vida. Fico muito feliz quando aprendo algo que deixa a minha vida mais fácil e prática, principalmente quando esse aprendizado torna o meu trabalho ainda mais valioso para meus alunos.

Aprendi na faculdade que as pessoas precisam fazer exercícios e melhorar a alimentação para ter uma vida mais saudável. Isso não é novidade nenhuma, mas por que a grande maioria da população não pratica exercícios e ainda possui uma alimentação completamente errada? Mesmo tendo a informação do que precisa ser feito, muitas vezes é difícil colocar as atitudes corretas em prática. Por que será?

Para buscar essa resposta, iniciei uma jornada de estudos em busca da solução para esse problema. Como posso ajudar as pessoas na mudança de hábitos?

Nessa procura descobri que as pessoas querem mudar, querem melhorar, porém não sabem por onde começar. Nessa dúvida, ou ficam paralisados, ou tentam mudar vários hábitos de uma só vez. Isso gera estresse e em seguida vem a desistência do projeto.

Percebendo isso, concentrei-me na busca de uma solução para ajudar as pessoas a mapear em quais itens deveriam se concentrar. A ideia é atacar poucos problemas de cada vez, escolhendo os que fazem diferença e causam impacto direto em suas vidas.

Foi durante essa busca que encontrei ferramentas muito úteis para ajudar a encontrar esses pontos mais importantes.
Assim cheguei aos dez aspectos que formam a **Roda da Juventude.**

DIAGNÓSTICO DA NOSSA RODA

Observe a figura a seguir. Ela vai ser a ferramenta que vai te acompanhar na mudança de hábitos que te fará viver mais e com mais qualidade. Olhando para os conceitos, você consegue observar qual área da sua saúde está mais impactada e precisa de alguma ação imediata?

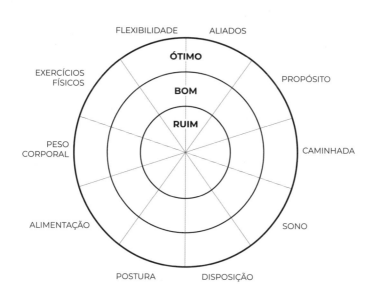

EXEMPLO DE APLICAÇÃO DA RODA

Os aspectos estão colocados em uma roda porque nenhum ponto é superior ao outro. Todos se conectam e todos estão na mesma distância do centro. É uma roda porque precisa girar. Se ela tiver muitos buracos, vai rodar com mais dificuldade. Se ela estiver mais completa, vai girar com harmonia. Aqui está meu exemplo:

Logo que me formei, a minha roda estava assim. Eu estava perdido, pois estava sem emprego e passando por um período de muita ansiedade. Estava sem aliados, sem um propósito claro, dormindo muito mal, bem desanimado e sem controle das minhas emoções. Foi uma fase difícil, e a primeira coisa que veio à minha cabeça foi procurar ajuda, pois com aliados tudo fica mais fácil.

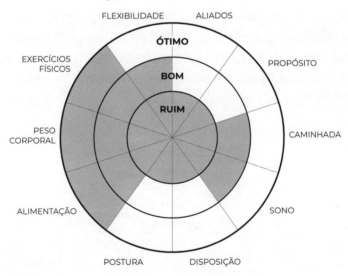

Roda da juventude do Aurélio de 2004

Aliados - Ruim
Propósito - Ruim
Caminhada - Bom
Sono - Bom
Disposição - Ruim

Postura - Ruim
Alimentação - Ótimo
Peso corporal - Ótimo
Exercícios Físicos - Ótimo
Flexibilidade - Bom

Mesmo sem recursos suficientes, procurei indicação de um psicólogo e de alguns colegas de trabalho. Os colegas fizeram toda a diferença, pois, com a ajuda deles, consegui definir o meu propósito. Como consequência, fiquei mais animado e tudo começou a melhorar na minha vida.

Quando estamos passando por um problema, na maioria das vezes, não ficam claros quais são os motivos, e muito menos qual é a solução. Ficamos congelados, sem ação. Quando temos clareza, podemos atuar em apenas um dos aspectos, influenciando todos os outros de maneira automática.

No meu caso, apenas encontrar os aliados certos foi suficiente para me colocar no trilho novamente.

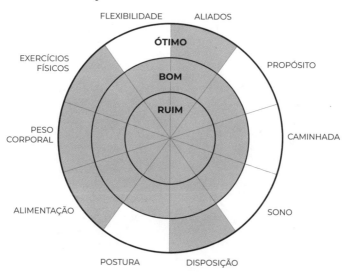

Hoje a minha roda está assim.

Aliados - Ótimo
Propósito - Bom
Caminhada - Bom
Sono - Bom
Disposição - Ótimo

Postura - Bom
Alimentação - Ótimo
Peso corporal - Ótimo
Exercícios Físicos - Ótimo
Flexibilidade - Bom

Observe o que mudou na minha vida quando encontrei meus aliados. De maneira natural ganhei um propósito maior. Isso me deixou muito mais animado e minha postura melhorou, pois estava com a autoestima bem mais elevada. Agora minha roda gira com mais facilidade e alguns pontos ruins desapareceram depois de uma mudança significativa com foco em um dos aspectos.

CÍRCULOS DA NOSSA VIDA

Perceba que os aspectos da nossa vida possuem uma relação direta entre eles. Quando eles estão bons, influenciam positivamente os outros. Por outro lado, quando estão ruins, influenciam negativamente todos os demais. Podemos dizer que, quando você está com uma pontuação ruim em vários critérios, você está em um CÍRCULO VICIOSO, já quando está com a maioria dos aspectos com pontuação alta, você está em um CÍRCULO VIRTUOSO.

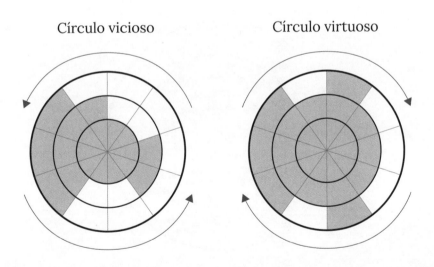

Círculo vicioso — Círculo virtuoso

Para invertermos nosso ciclo, precisamos atacar as áreas de menor pontuação, uma de cada vez. Gradualmente sua vida começará a mudar e você conseguirá atingir o seu objetivo de ser jovem por mais tempo.

DIFERENÇA DE HÁBITOS

Todos nós temos hábitos bons e hábitos ruins para a nossa saúde. A diferença é que geralmente os hábitos ruins podem trazer algum tipo de prazer ou recompensa a curto prazo, enquanto os hábitos saudáveis geralmente trazem essa recompensa apenas a longo prazo. Por isso eles são tão difíceis de largar e também essa é uma das razões por que encontramos mais pessoas cheias de hábitos ruins. Veja este exemplo:

Uma das minhas alunas estava acima do peso e tinha muita vergonha de ir à praia com os amigos, já que não se sentia bem com o seu corpo. Para ela, o maior prazer da sua vida era comer doces.

Nesse caso, o hábito de comer doces dava um prazer imediato, mas uma tristeza a longo prazo. Comer doces com moderação e praticar exercícios poderiam ser um esforço grande a curto prazo, mas trariam uma grande recompensa a longo prazo.

Da mesma forma, podemos separar a alegria da felicidade. Você já pensou na diferença dessas duas palavras?

- Alegria: sentimento momentâneo de contentamento.

- Felicidade: estado de espírito constante, construído por atitudes.

Muitas vezes as pessoas que só procuram momentos de alegria, investindo seu tempo apenas nos prazeres a curto prazo, podem cair em um ciclo de hábitos que vão trazer tristeza a longo prazo. Mas investir em hábitos saudáveis de maneira persistente vale muito mais a pena, pois é possível colher os frutos de uma vida saudável e feliz por muito mais tempo.

Você não precisa abandonar todos os seus momentos de prazer instantâneo, mas precisa plantar hábitos bons para realmente ter uma vida plena e feliz. Outra saída é visualizar a recompensa daquele novo hábito que você está implantando. Visualizar o corpo que você quer ter como resultado daquele exercício difícil de fazer é uma excelente maneira de persistir no exercício até ele fazer parte da sua rotina.

AUTOAVALIAÇÃO

Agora chegou a sua vez de detectar quais fatores estão prejudicando a sua vida e quais estão mais alinhados. Separe um tempo para fazer uma avaliação de cada aspecto na sua vida. Como está sua vida hoje? É como se fosse uma fotografia para você refletir. Preencha a sua roda presente no início deste capítulo com bastante carinho, pintando completamente os aspectos que estão ótimos e parcialmente os aspectos que não estão bons ou estão ruins.

Para entender como preencher, em cada aspecto você deve se perguntar, com sinceridade, como você está lidando com cada área. A seguir, proponho algumas perguntas para você se fazer e para ajudar na autoavaliação.

1. ALIADOS

Para evoluirmos na vida precisamos de pessoas que nos ajudem ou que pelo menos nos apoiem. Podemos encontrar esses aliados na família, entre amigos ou ainda nos aproximando e consultando frequentemente profissionais da saúde como: médicos, educadores físicos, psicólogos, nutricionistas e fisioterapeutas.

- Você possui apoio da sua família e amigos?

- As suas relações sociais te colocam para cima e te motivam?

- Você tem acesso a profissionais de saúde que estão comprometidos em te ajudar?

- Você consultou um médico nos últimos 12 meses?

2. PROPÓSITO

Quando encontramos um sentido para a nossa vida, conseguimos ter mais motivação para levantar da cama e ter força para avançar em nossos projetos, sem desistir. Parece ser algo grandioso, mas pode ser simples. O importante é que seja uma meta para você. O seu propósito pode ser fazer um trabalho voluntário, ou pode ser passar mais tempo com a sua família, ver seus netos crescerem.

- Está claro para você qual é o propósito da sua vida?

- O que te faz lutar para viver mais e melhor?

3. CAMINHADA

Se eu pudesse escolher apenas um exercício para fazer por toda a minha vida, com certeza seria a caminhada. É um exercício completo que, além de queimar calorias e fortalecer as pernas, mantém todo o nosso sistema cardíaco e respiratório bem treinado.

- Você tem caminhado pelo menos três quilômetros por dia?

- Você passa a maior parte do tempo em pé ou sentado?

4. SONO

Durante o sono nosso corpo se recupera do dia que passou e se prepara para a próxima jornada. Quanto melhor for a nossa qualidade de sono, melhor será a nossa saúde. Quando não damos a devida atenção ao descanso, além de indisposição no próximo dia, podem começar a aparecer problemas de saúde como dores, ansiedade, estresse, irritação, falta de memória, entre outros.

- Você dorme pelo menos sete horas por noite?

- Acorda disposto e descansado?

- Você ronca muito? Está tratando essa condição?

5. DISPOSIÇÃO

Pessoas animadas são mais atraentes e mais saudáveis. A animação é um estado de espírito que podemos estimular em nós mesmos. Quando estamos animados, temos mais disposição para realizar tarefas do dia a dia e focar em nossos objetivos.

- Você possui animação para trabalhar e se divertir?

- Você tem um olhar otimista para o futuro?

- Quantos dias por semana você está de bom humor? É a maior parte?

6. POSTURA

Você pode observar ao andar pelas ruas: qualquer pessoa fica mais bonita e mais jovem quando melhora a postura. Além disso, quando temos uma postura alinhada, prevenimos dores no corpo, principalmente nas costas. Se você quer manter o seu corpo sem dores e com aparência jovem, alinhe a sua coluna!

- Você consegue manter a sua postura alinhada quando está sentado?

- Você sente dor nas costas depois de ficar sentado ou em pé por algum tempo?

- Alguém já te falou que sua postura precisa melhorar?

7. ALIMENTAÇÃO

O alimento é o nosso combustível para a vida. Se falta algum nutriente, nosso corpo adoece. O mesmo acontece quando ingerimos alguns alimentos prejudiciais em excesso. Portanto o alimento pode ser o nosso remédio ou o nosso veneno.

- Você acredita que a sua alimentação está perfeitamente equilibrada para a manutenção da sua saúde?

- Você evita alimentos ricos em açúcar, sal e gordura?

- Você prioriza alimentos frescos como verduras, legumes e frutas?

- Você bebe pelo menos dois litros de água por dia?

8. PESO CORPORAL

Nosso peso corporal varia durante nossa vida. Algumas pessoas acumulam muita gordura, comprometendo o funcionamento do organismo. Outras perdem muita massa muscular, aumentando a fragilidade do corpo.

- Você está satisfeito com o seu peso?

- Você acha que está acima do peso, ou está muito abaixo?

- Você tem feito alguma coisa para chegar ao seu peso ideal?

9. EXERCÍCIOS FÍSICOS

Para vivermos com independência e podermos fazer todas as atividades do dia a dia sem precisar de ajuda, precisamos de músculos fortes e eficientes. Exercitar os músculos é fundamental para termos uma longevidade saudável. A musculação é importante também para manter os ossos fortes.

- Você exercita os seus músculos pelo menos três vezes por semana de maneira consciente?

- Você percebe que falta força ou disposição para fazer alguma tarefa do dia a dia que antes era mais fácil, como levantar um objeto do chão ou simplesmente se levantar?

- Você teve quedas ou falta de equilíbrio dos últimos 12 meses?

10. FLEXIBILIDADE

Todos os animais se espreguiçam ao acordar ou ao ficar muito tempo em uma única posição de maneira natural e instintiva. Esse alongamento prepara os músculos para as atividades e previne o surgimento de dores no corpo, até mesmo problemas articulares sérios.

- Você se alonga com a frequência que deveria?

- Você percebe que está com os músculos encurtados, com má postura ou com muitas dores no corpo?

- Você considera que tem boa flexibilidade para, por exemplo, amarrar os cadarços do tênis?

Seja verdadeiro nas respostas, a sinceridade fará toda a diferença no resultado esperado. Lembre-se de que você só tem a ganhar com isso.

CASOS DE SUCESSO QUE EU CONQUISTEI UTILIZANDO A RODA DA JUVENTUDE

Já apliquei essa e muitas rodas semelhantes comigo e com meus alunos. Fica muito claro que, quando sabemos diagnosticar que temos um problema, é muito mais fácil tomar uma ação eficiente para ter resultado rápido, pois buscamos uma maneira de resolver aquele problema.

- Volte para a página 29 e preencha.

O QUE FAZER COM O RESULTADO

Agora que você preencheu a sua roda, fica fácil perceber quais pontos da sua saúde precisam de mais atenção. Veja quais aspectos estão com a pontuação mais baixa e escolha um deles para desenvolver. Lembre-se de que, na maioria das vezes, quando você melhora um dos aspectos que está negativo, isso vai te dar mais motivação. De maneira automática, os outros pontos começam a melhorar também e assim a sua vida começa a mudar.

Volte e olhe bem para a sua roda. Veja quais dos itens estão precisando de mais atenção. Avalie o que você pode mudar agora mesmo. Você pode optar por começar pelo mais fácil ou pelo mais urgente. Tanto faz. Escolha um e vá direto ao capítulo do livro referente a esse aspecto. Isso mesmo! Você pode pular capítulos deste livro, assim você deixa a leitura ainda mais interessante.

Lembre-se que este livro é recheado de dicas úteis. Portanto, mesmo que alguns aspectos da sua saúde estejam com nota alta, você pode voltar para ler depois.

No fim do livro você vai encontrar uma tabela para ajudar a acompanhar o seu progresso nas tarefas de cada capítulo.

Boa leitura e bom trabalho!

1
ENCONTRE ALIADOS!

(ASPECTO DA RODA: **ALIADOS**)

> Sua jornada se torna mais fácil quando você compartilha seus objetivos com as pessoas certas.
>
> (Aurélio Alfieri)

Este capítulo é perfeito para você que precisa melhorar o critério **Aliados** na sua Roda da Juventude.

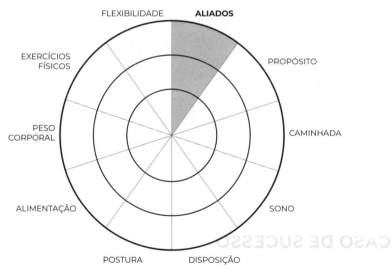

Nossa vida fica muito mais fácil quando encontramos pessoas que nos inspiram e nos apoiam positivamente. Em algum momento da vida, você com certeza já teve contato com pessoas que acreditaram em você, que te ajudaram ou que simplesmente deram um bom exemplo, fazendo com que seus sonhos se tornassem realidade.

Quando estamos cercados por pessoas otimistas, felizes e bem-intencionadas, é muito mais fácil progredir em qualquer área de nossa vida. Por outro lado, quando estamos sob influência de pessoas pessimistas, tristes ou mal-intencionadas, parece que tudo fica muito mais difícil ou mesmo impossível.

Quando gravei o meu primeiro vídeo para o YouTube, estava muito ansioso. Fui a um parque de Curitiba e procurei um local bem escondido. Na hora que eu começava a falar para a câmera, parecia que todas as palavras desapareciam da minha cabeça. Eu tentava várias vezes, até acertar. Quando uma pessoa passava por perto, eu parava imediatamente, com vergonha do que eu estava fazendo. Era um sofrimento! Para gravar um vídeo de dez minutos, eu dediquei mais de uma hora!

Logo depois que postei na internet esse primeiro vídeo, várias pessoas vieram falar comigo. A grande maioria veio rir da minha cara e falar que tinha ficado horrível. Foi muito triste. Mas teve gente que me apoiou, me deu força, falando que eu era muito corajoso em investir em um projeto como esse. É interessante observar que as pessoas que vieram rir ou criticar nunca tinham conseguido fazer nada parecido com o que eu estava fazendo. Por outro lado, as pessoas que me estimularam já tinham passado por algo parecido, tinham empatia e eram pessoas muito mais agradáveis de conviver. Isso mostra o quanto devemos dar valor às palavras das pessoas que devemos considerar como "mentores" – gente que já trilhou o caminho que estamos começando a percorrer. A opinião daquelas pessoas que não entendem do que estão falando devemos desconfiar e até mesmo desconsiderar.

CASO DE SUCESSO

Atendi na academia uma aluna que queria muito emagrecer. Ela estava muito triste, pois as roupas que ela gostava não serviam mais e ela tinha muita vergonha de usar traje de banho. Além disso, o sobrepeso já estava comprometendo a sua saúde. Quando ela começou o treino, decidiu que não tomaria mais bebidas que tivessem calorias, principalmente bebidas alcoólicas. Ela teve grande dificuldade em encontrar o apoio dos amigos, pois todos tomavam bebidas em exagero e várias vezes por semana.

No primeiro encontro que ela teve com esses amigos, ela pediu uma água em vez de pedir uma cerveja, como de costume. Você consegue imaginar o que aconteceu?

Os amigos começaram a rir e fazer piadas com a situação. Segundo ela, foi um momento horroroso, pois não se sentiu apoiada para resolver o problema. Resultado: ela pediu uma cerveja.

Ela me contou o que tinha acontecido com muita tristeza e decepção consigo mesma.

Fiquei pensando em uma maneira de orientá-la de forma eficiente.

1. Sugeri que ela conversasse com os amigos dizendo que estava com problemas de saúde e que queria muito emagrecer. Assim talvez os amigos tivessem um pouco de sensibilidade e pudessem apoiá-la.

2. Recomendei que ela conhecesse um grupo de caminhada e corrida próximo da casa dela, pois, além de queimar calorias, ela faria novos amigos com objetivos semelhantes.

Você consegue imaginar qual das duas orientações foi mais eficiente?

Quando ela falou para os amigos do bar que precisava melhorar, todos se sensibilizaram. Porém, após algumas garrafas de cerveja, voltaram a fazer piadas com a situação dela. Muito diferente do que aconteceu quando ela começou a frequentar o grupo de caminhada. Ela foi recebida com muito acolhimento, todos estavam sorrindo, a incentivaram e deram o exemplo. No final da caminhada, encontraram-se para tomar água de coco no parque.

"Você é a média das cinco pessoas com quem você mais convive". Essa frase do famoso empreendedor e palestrante Jim Rohn nunca foi tão fácil de ser verificada. Se você andar com pessoas que só reclamam, criticam ou possuem comportamentos ruins para a saúde, provavelmente acontecerá o mesmo com você. Por outro lado, se você tiver o interesse em melhorar a sua vida, comece a conviver com pessoas que já possuem essas qualidades e que valorizam esses comportamentos.

VIDA VIRTUAL

Uma estratégia muito eficiente é utilizar as redes sociais ao seu favor. Você pode facilmente escolher quem você vai seguir ou se espelhar. Procure pessoas que te motivem e que deem bons exemplos. Aproveite para parar de seguir os maus exemplos. Perceba que assim sua vida ficará muito mais leve, divertida e saudável.

PESSOAS EXEMPLARES E INSPIRADORAS

Encontre os seus heróis! Podem ser celebridades, atletas ou mesmo algum influenciador que te inspire na mudança de seus hábitos. Você escolhe! Assim como uma criança aprende a andar ou a falar imitando adultos, nós também aprendemos imitando outras. Isso acontece porque temos em nosso cérebro os chamados "neurônios-espelho", que nos levam a repetir o comportamento do grupo em que estamos inseridos.

Portanto, tome muito cuidado com os modelos que você mais vê ou acompanha. Eles podem te fazer melhorar ou piorar. É muito comum vermos pais preocupados com quem os seus filhos andam ou a que eles estão assistindo na televisão. Isso porque os pais sabem a importância e a influência que isso tem e teve na vida deles mesmos. É uma prova muito forte de que precisamos melhorar nossas companhias e escolher nossos heróis com mais critério.

Lembre-se de que inspiração não é cópia. Absorva as qualidades de seus heróis e aprenda com a fraqueza deles. Tenha uma opinião crítica. Todos temos qualidades e defeitos. Nesse caso, minha sugestão é:

inspirar-se apenas nas qualidades.

PROFISSIONAIS DE SAÚDE

Quando precisamos melhorar a nossa saúde, precisamos também nos cercar de bons profissionais de saúde. Isso porque eles possuem conhecimento para nos orientar de maneira mais segura e eficiente. Médicos, fisioterapeutas, profissionais de educação física, nutricionistas e tantos outros profissionais estudaram profundamente e são as nossas referências quando o assunto é a nossa saúde. Eles são nossos principais aliados. É muito comum encontrarmos pessoas dando palpites e tratamentos caseiros para algum sintoma, mas lembre-se: sempre que possível consulte um profissional de saúde para te orientar no melhor caminho.

PESSOAS INSPIRADORAS *VS.* PESSOAS ASPIRADORAS

Inspiradoras vs. aspiradoras: você conhece pessoas assim?

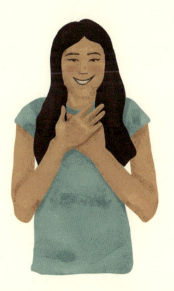
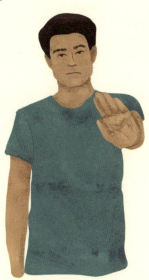

Como pudemos ver, existem pessoas que nos inspiram, que aumentam a nossa energia, e também pessoas que aspiram nossa energia.

Escreva aqui o nome das dez pessoas com quem você mais convive, independentemente se são mais inspiradoras ou aspiradoras. Pense um pouco e liste as pessoas mais próximas. Coloque todas na lista a seguir, não importando a ordem.

PESSOAS COM QUEM VOCÊ MAIS CONVIVE

Depois escreva na segunda coluna três critérios que você precisa melhorar na sua vida.

CRITÉRIOS QUE PRECISA MELHORAR

1

2

3

Agora que preencheu a lista das **pessoas que você mais convive** e a lista dos **critérios que você precisa melhorar**, veja quem são os maiores aliados para te ajudar com cada critério e coloque o número do critério no quadrado após o nome de cada aliado. Pode ser que exista mais de uma pessoa para um mesmo critério e também pode ser que existam pessoas que não poderão te ajudar nesse momento. Observe com cuidado e preencha.

Pode ser também que você tenha marcado o nome de pessoas que não estejam ligadas a nenhum de seus critérios escolhidos. Mas isso não quer dizer que você deve excluí-las da sua vida. A ideia é encontrar maneiras de passar mais tempo com as pessoas que você sabe que podem te ajudar mais.

Se, por algum motivo, não tiver ninguém nessa lista que poderá te ajudar na sua jornada, você pode procurar um grupo de apoio. No caso da minha aluna que queria emagrecer, foi o grupo de caminhada. Outra sugestão é encontrar um profissional de saúde para te orientar. Muitas vezes, no posto de saúde mais perto da sua casa, existem grupos com profissionais que orientam a prática de exercícios ou mudanças na alimentação.

Lembre-se: se você quer parar de fumar, de beber ou mudar qualquer comportamento que está prejudicando a sua saúde, você deve pedir apoio de todas as pessoas que você convive e se aproximar mais das pessoas que possuem comportamentos semelhantes aos que você quer ter.

COMO ATRAIR PESSOAS OTIMISTAS PARA PERTO DE VOCÊ

Se você quer ficar cercado de pessoas que são otimistas e felizes para assim tornar a sua vida mais fácil, você deve ter comportamentos que te tornem uma pessoa mais atraente. Existem sim comportamentos capazes de atrair e comportamentos que conseguem repelir pessoas boas da sua vida, e você pode escolher!

Você já ouviu falar que para atrair muitas borboletas você precisa cuidar do seu jardim? O mesmo deve acontecer com você.

O escritor norte-americano Dale Carnegie, em seus livros (*Como fazer amigos e influenciar pessoas* é a obra mais conhecida dele), dá várias dicas para que você consiga fazer com que seu jardim floresça e atraia várias pessoas legais para perto de você. Vou listar algumas aqui:

1. SORRIA

Quando você sorri, deixa todo o ambiente mais alegre e as pessoas que estão por perto ainda mais felizes. Além disso, sorrir não te custa dinheiro. Se você quer atrair pessoas alegres para perto de você, aprenda a sorrir mais.

2. DEMONSTRE INTERESSE PELO OUTRO

Quando você se interessa verdadeiramente pelo que o outro fala, você automaticamente se torna uma pessoa mais atraente. Se você não conhece a pessoa de quem quer se aproximar, é ainda mais fácil. Pergunte o que a outra pessoa gosta de fazer, se gosta de cozinhar e onde gosta de passear. Demonstre interesse verdadeiro pelas respostas. Olhe nos olhos da pessoa e perceba a mágica da conexão acontecendo.

3. CHAME AS PESSOAS PELO NOME

Todos temos uma palavra que chama mais a nossa atenção: é o nosso próprio nome. Portanto use essa estratégia para conquistar a simpatia e a atenção. Sempre que conhecer alguém, pergunte o seu nome e repita. Faça um esforço para decorar, nem que tenha que anotar em uma agenda. Quando chamamos uma pessoa pelo nome durante uma conversa, automaticamente nos tornamos mais próximos a ela e parecemos mais simpáticos, pois valorizamos essa importante informação.

4. ELOGIE MAIS

Todos nós ficamos mais felizes quando somos elogiados de maneira sincera e verdadeira. Elogiar é uma das maneiras mais fáceis de tornar uma pessoa mais feliz de maneira instantânea. Se você não encontrar motivo para elogiar alguém, é porque não observou direito. Observe tudo e procure sempre um motivo para elogiar e encorajar. Olhe a roupa, a postura, a pontualidade, o cabelo, as atitudes. Encontrar virtudes em alguém é como um treino, e quando você faz esse esforço com mais frequência, você vai pegando prática. Perceba que, no momento que está procurando as virtudes para elogiar, você tira o foco dos defeitos que todos temos.

5. RECLAME MENOS

Sabe aquelas pessoas que reclamam da vida, da chuva, do calor, dos filhos, na verdade reclamam de tudo? Pois é, como você se sente quando conversa com alguém assim? Provavelmente se sente mal, né? Portanto, se você quer se tornar uma pessoa mais atraente para se aproximar de pessoas positivas, comece a procurar algo positivo para conversar. Se você só se lembra de notícias ruins ou informações para reclamar, provavelmente está colocando muita atenção aos fatos negativos. Procure consumir informações melhores, como assistir a bons filmes e ler bons livros. Na próxima vez que você encontrar alguém e tiver vontade de reclamar de algo, pare, pense e comece a falar deste livro maravilhoso que você está lendo. Assim, além de evitar falar algo ruim, você estimula outra pessoa a melhorar sua qualidade de vida.

CUIDADO COM O TELEFONE CELULAR

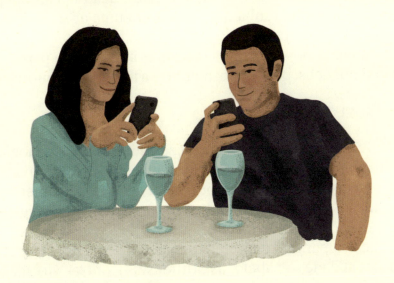

Vi uma frase na internet que achei fantástica: "Os telefones celulares aproximam as pessoas que estão longe e afastam as pessoas que estão por perto".

Realmente, quando precisamos falar com um amigo que mora longe, podemos fazer uma chamada de vídeo, aproximando-o apesar da distância. Porém, ao usar o telefone quando estamos na companhia de alguém, nos distanciamos do momento presente. Tenho certeza de que você já viu em algum restaurante casais sentados à mesa, frente a frente, cada um olhando para o seu telefone celular, sem aproveitar aquele momento mágico de uma refeição juntos. Por isso, é preciso ter organização para usar o celular sem desvalorizar a presença de quem está junto de nós.

COMO OS **ALIADOS** ME AJUDAM EM RELAÇÃO AOS OUTROS ASPECTOS DA RODA DA JUVENTUDE?

Ter a ajuda de aliados faz a diferença em qualquer nova atividade que vamos colocar na nossa rotina saudável com foco na longevidade. Veja só:

- **Propósito** – Certamente você vai precisar da ajuda de muitas pessoas para realizar seu propósito de vida.

- **Caminhada** – Você pode encontrar um grupo de amigos que se reúnam para caminhar, ou pode ser que um amigo seu que caminhe te convide para se exercitarem juntos.

- **Sono** – Você pode contar com a ajuda de um médico ou do seu parceiro ou parceira para colaborar nos novos hábitos de sono, que serão saudáveis para vocês dois.

- **Disposição** – Tudo o que fazemos fica melhor na companhia de amigos. Isso dá muito mais ânimo para enfrentar os problemas.

- **Alimentação e peso corporal** – Nutricionistas, colegas de trabalho e até os contatos das redes sociais podem te ajudar na mudança para novos hábitos alimentares.

- **Exercícios físicos** – Os amigos certos te estimulam e te motivam para realizar os treinos. Fica muito mais fácil manter o hábito dos exercícios em grupo.

SUGESTÃO DE NOVOS HÁBITOS

Para encontrar seus aliados e melhorar o seu ciclo de convivência você deve dar o primeiro passo. Para facilitar a sua vida, vou propor algumas tarefas. Veja quais são mais convenientes para você e coloque em prática nas próximas semanas.

- Ligar para as pessoas que você sente falta de conversar pelo menos duas vezes por semana.

- Marcar suas consultas médicas de rotina.

- Procurar um grupo que pratica exercícios físicos como caminhada, dança, corrida ou algo parecido.

- Matricular-se em algum curso para aprender uma habilidade e conhecer novas pessoas.

- Elogiar, de maneira consciente e verdadeira, uma pessoa por dia.

- Desenvolver uma conversa sem reclamar, de maneira consciente.

- Sorrir mais.

- Marcar encontro com as pessoas que podem te ajudar (que você assinalou na tabela da atividade proposta neste capítulo).

- Seguir pessoas inspiradoras nas redes sociais.

- Deixar de seguir pessoas tóxicas nas redes sociais.

- Trocar os noticiários por séries ou filmes inspiradores.

- Convidar alguém legal para tomar um café com você pelo menos uma vez por semana.

2
DEFINA SEU PROPÓSITO!

(ASPECTO DA RODA: **PROPÓSITO**)

> *Quando se navega sem destino,
> nenhum vento é favorável.*
>
> (Sêneca)

Este capítulo é perfeito para você que precisa melhorar o critério **Propósito** na sua Roda da Juventude.

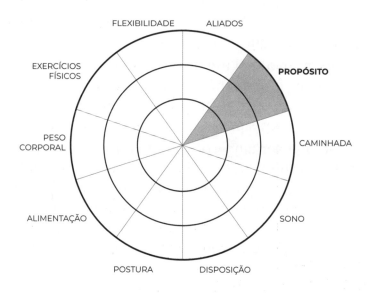

Um dia ouvi de um aluno de 55 anos: "Não quero viver muito não, prefiro viver apenas enquanto eu estiver com saúde e com disposição".

Dessa forma, fica parecendo que a saúde e a disposição são "dons", que já estão "predestinados" a ser assim. Isso me fez pensar: será que quero viver enquanto eu tiver saúde para desfrutar **ou** quero cuidar da minha saúde para poder aproveitar mais tempo de vida com qualidade?

O fundamental é pensar que está em nossas mãos ter mais saúde e disposição e que o estilo de vida que você leva **hoje** vai, em grande parte, determinar se você vai chegar aos 90 anos com essa disposição toda. Com certeza, quero cuidar do meu corpo e da minha saúde o máximo possível para poder ajudar pessoas e desfrutar com qualidade de tudo de bom que a vida ainda pode me dar. Pense nisso.

MEU PROPÓSITO

Falo isso porque ainda nem cheguei aos 40 anos e já vivi tantas revoluções em nosso planeta! Vi a criação da internet, do celular, o controle de doenças mortais como o HIV e tantas outras. Portanto pretendo viver pelo menos mais 50 anos com qualidade para poder assistir e, quem sabe, até participar dos próximos avanços que estão por vir.

Outro motivo que me inspira todos os dias é saber que posso de alguma forma ser útil para a sociedade. Por isso estudo todos os dias para encontrar formas de levar informações que possam ajudar outras pessoas a melhorar a saúde.

Tenho que ser sincero: quando entrei nessa jornada de canal de vídeos no YouTube, fiquei um pouco frustrado e com vontade de desistir, pois já tinha gravado mais de 100 vídeos e quase ninguém assistia. O que mais me deu energia para continuar gravando era o meu propósito de ajudar as pessoas. Em cada depoimento ou mensagem de agradecimento que eu encontrava nos comentários dos vídeos, eu me sentia muito recompensado. Isso me motivava e continua me dando forças para aumentar ainda mais o alcance do canal.

O QUE É O PROPÓSITO DE VIDA

Ter consciência de qual é a nossa missão e qual é o nosso motivo de estar aqui neste planeta é a melhor maneira de ter força de vontade para levantar da cama todos os dias, de executar nossas tarefas e principalmente de cuidar da nossa saúde.

Se, por algum motivo, você não tem um propósito claro, mantenha a calma, pois neste capítulo vou te dar dicas valiosas que vão te ajudar nessa jornada.

Normalmente um propósito de vida está relacionado a algo que você pretende realizar e que vai fazer a diferença na sua vida ou na vida de outras pessoas. Quando o seu propósito está relacionado a ajudar outras pessoas, ele se torna cada vez mais forte. Isso é visível quando você observa o cuidado que uma mãe dedica a um filho ou as pessoas que investem tempo em ações sociais.

Mantenha a calma. Você não precisa ficar pressionado a encontrar o seu propósito neste momento. Cada pessoa tem o seu tempo. Seu propósito deve ser buscado de maneira natural e voluntária, você é capaz de fazer suas próprias escolhas.

POR QUE TER UM PROPÓSITO DE VIDA?

Encontrar um significado para a nossa existência é fundamental para conseguir traçar os nossos objetivos, nossas metas e tarefas. Além disso, quando encontramos esse propósito, automaticamente encontramos a nossa motivação para trabalhar e para viver. Quando eu falo em **motivação**, quero dizer exatamente que precisamos ter um **motivo** para ter **ação**.

Uma pessoa que está desmotivada não tem um motivo para ter ação neste momento. Por isso que a busca por esse propósito é tão importante.

Por meio dessa motivação é possível trabalhar para proporcionar algo de bom para si e para os outros, tornando melhor a sua vida e a das pessoas que estão ao seu redor. Com um propósito, fica mais fácil ter vontade de viver e de cuidar da nossa saúde.

ESTUDO PROPÓSITO *VS.* EXERCÍCIOS

A relação entre ter um propósito e a vontade de fazer exercícios foi estudada cientificamente. Pesquisadores das universidades de Harvard, nos Estados Unidos, e de Warwick, no Reino Unido, fizeram um estudo com mais de 18 mil homens e mulheres que tinham mais de 50 anos (*The bidirectional relationship between sense of purpose in life and physical activity: a longitudinal study* – "A relação bidirecional entre senso de propósito de vida e atividade física: um estudo longitudinal", em tradução livre)[1].

Eles descobriram que as pessoas que tinham um propósito de vida mais forte eram mais ativas e saudáveis. Essa relação é muito forte e um ponto alimenta o outro: a prática de exercícios também reforça o senso de propósito da pessoa. Portanto, se você ainda não tem um propósito, pode começar a praticar uma atividade física e com certeza isso vai facilitar a sua busca.

DICAS PARA ENCONTRAR O SEU PROPÓSITO

Você é livre e é capaz de ter vários propósitos na sua vida! E eles podem mudar de prioridade com o passar do tempo. Hoje você pode estar focado na educação do seu filho, mas daqui a alguns anos seu propósito pode ser outro. Muitas pessoas ficam esperando uma iluminação para encontrar o seu propósito, mas você é livre para escolher o seu e para mudar quando quiser ou quando precisar.

PENSE EM SUAS QUALIDADES E O QUE VOCÊ SABE FAZER

Todos nós somos bons em fazer algo e temos qualidades. Lembro que meu avô sabia usar muito bem máquinas de escrever. Quando se aposentou, ele usou essa habilidade para dar aulas de datilografia em uma instituição para crianças carentes. A minha avó se reunia com amigas na igreja para fazer visitas a pessoas que precisavam de atenção e de uma palavra amiga.

Meu avô usou sua experiência como datilógrafo e a minha avó a sua habilidade de conversar e acalmar as pessoas para encontrar um novo propósito em uma nova fase da vida deles. Portanto pense quais são suas qualidades e o que você sabe fazer. Se tiver dificuldade para encontrar suas qualidades ou habilidades, sugiro que pergunte para algum amigo que conviva com você. Com certeza você vai encontrar!

- Liste aqui pelo menos cinco habilidades, qualidades ou experiências suas:

_____

_____

_____

_____

_____

O QUE VOCÊ GOSTARIA DE FAZER NA SUA VIDA?

Todos temos sonhos para realizar. Pode ser algum lugar que queremos visitar, algo que queremos fazer ou mesmo que queremos comprar. Pense sobre quais são seus sonhos, pois eles podem te dar uma pista que vai te ajudar na busca de seu propósito. Lembra do meu avô que dava aulas de datilografia? Sim, com 75 anos ele se matriculou em um curso de informática para aprender a usar o computador. Em alguns meses, ele já tinha feito um perfil no Facebook e estava localizando vários amigos com os quais ele tinha perdido contato.

- Agora pense com carinho em tudo que você tem vontade de fazer, mesmo que neste momento pareça muito distante de realizar. Escreva nas linhas a seguir:

_____

_____

_____

Eu observava a atitude dos meus avós em ajudar os outros e tinha muito orgulho deles. Na época, não percebia que essas ações eram tão benéficas para eles quanto para quem eles ajudavam. Certamente essa motivação que eles tinham para ajudar voltava para meus avós em forma de energia para viver mais e melhor!

A PARTIR DE UM DESAFIO SUPERADO

Para mim, uma pessoa sábia é aquela que já passou por algum desafio em sua vida, conseguiu superar e hoje consegue auxiliar outras pessoas na superação de desafios semelhantes.

Todos nós já tivemos grandes problemas em nossa vida. Quanto mais anos vividos, mais problemas enfrentamos e superamos. Cada superação nos deixa mais fortes e também mais habilidosos na resolução de problemas.

É comum ver pessoas que superaram o alcoolismo e hoje trabalham em grupos de alcoólicos anônimos, ajudando outras pessoas na superação desses desafios. O mesmo acontece com pessoas que superaram o câncer, o tabagismo ou mesmo o luto. Independentemente do tamanho do problema que você superou, você pode usar essa experiência para auxiliar outras pessoas mostrando o caminho mais eficiente para passar por esses obstáculos.

Outras pessoas gostam de criar seus próprios desafios para serem superados, como atletas e empresários. Um grande exemplo é o meu amigo Waldemar Niclevicz, primeiro brasileiro a escalar a maior montanha do mundo: o Everest. Durante essa jornada, ele enfrentou várias adversidades financeiras, climáticas e de saúde. Depois de superar esses desafios, ele conseguiu motivar milhares de pessoas por meio de seus livros e palestras, de maneira exemplar.

- Pense e liste os desafios que você já superou:

_____

_____

_____

HISTÓRIA DO MEU AVÔ

O propósito de meu avô era auxiliar os jovens com as aulas de datilografia e se desenvolver matriculando-se em um curso de informática. Com esses propósitos, além de ajudar outras pessoas, ele começou a melhorar em vários outros aspectos da vida. Dando aula, ele conheceu várias pessoas, caminhava até a instituição estimulando o seu corpo e começou a se sentir mais útil e animado. Fazendo aulas de informática, ele aprendeu a entrar na internet e garimpar o Facebook em busca de seus amigos de infância, aumentando ainda mais suas conexões sociais e estimulando seu cérebro.

Perceba que, quando você melhora qualquer aspecto da sua vida, de maneira automática vários outros aspectos da sua vida melhoram também. Você está fornecendo novos estímulos para a sua vida.

EXEMPLOS DE PROPÓSITOS

Minha vida ficou muito melhor quando descobri que a forma mais fácil de se sentir bem era fazendo o bem para outras pessoas. Quando você ajuda outras pessoas e percebe que foi extremamente útil, sente uma satisfação imensa. É uma felicidade real e duradoura, principalmente quando recebemos uma mensagem de gratidão.

Seguem alguns exemplos de propósitos sociais:

- Cuidar e educar os filhos.

- Divertir-se com os netos.

- Realizar ações sociais na comunidade.

- Ensinar para pessoas algo que você domina.

- Dar assistência à população carente.

- Ajudar pacientes em hospitais.

- Atender pessoas que estão precisando de companhia.

- Arrecadar roupas, alimentos ou outros bens que possam ser doados.

- Viver com saúde o máximo de tempo possível.

Seu propósito também pode estar alinhado ao desenvolvimento ou a conquistas pessoais:

- Investir no seu crescimento pessoal.

- Aprender algo novo.

- Encontrar um novo emprego.

- Fazer novos amigos.

- Matricular-se em algum curso.

- Melhorar o seu condicionamento físico.

- Praticar um esporte.

O importante é encontrar um **motivo** para ter **ação**, ou seja, a SUA **motivação**!

AUTOCUIDADO

Quando alguém que não via sentido na vida encontra um propósito para viver, fica muito mais fácil ter vontade de se levantar da cama e dedicar-se às suas tarefas. A motivação fica clara e normalmente essas pessoas passam a ter mais luz em seus olhos. Outras pessoas se dedicam tanto ao seu propósito que acabam esquecendo de si mesmas – se tornam compulsivos na busca por uma meta.

O propósito é tão forte que a pessoa acaba não cuidando da sua própria saúde, podendo desenvolver doenças precoces. É natural ver uma mãe se dedicando ao seu filho, avós se dedicando aos netos e integrantes de organizações se dedicando a causas sociais. Isso é lindo e faz parte da nossa natureza, mas é bom manter sempre o foco no equilíbrio, para não esquecermos de nós mesmos.

Tenho certeza de que você já escutou este ensinamento bíblico: "Ame o próximo como a ti mesmo". Então, como poderemos cuidar dos outros ou nos dedicar a um propósito nobre se não amamos e não cuidamos de nós mesmos? Quando entramos em um avião, todos os passageiros passam por um treinamento de emergência. Uma das instruções mais importantes é que, se faltar oxigênio no avião, máscaras cairão sobre as nossas cabeças. Coloque primeiro a SUA máscara e depois auxilie crianças, idosos ou qualquer outra pessoa que precise de ajuda. Essas instruções são dadas porque, se você se dedicar ao próximo antes de você mesmo, além de não conseguir ajudar as outras pessoas, você logo será mais um precisando de ajuda.

Pense: cuidar da sua própria saúde para ter disposição e ajudar outras pessoas, ou mesmo realizar seus sonhos, pode ser um propósito muito interessante também. Além de tudo, você se tornará um grande exemplo a ser seguido pelas pessoas que estão próximas a você. Pense nisso com carinho.

COMO TER UM **PROPÓSITO** ME AJUDA EM RELAÇÃO AOS OUTROS ASPECTOS DA RODA DA JUVENTUDE?

- **Aliados** – Com um propósito definido na sua vida, você certamente vai encontrar novos aliados nessa jornada. Ao conhecer pessoas novas para superar novos desafios, você amplia seu círculo social e consegue mais apoio e novas amizades saudáveis.

- **Caminhada** – Ao definir um propósito, certamente você terá mais atividades a desempenhar no dia a dia, aumentando a sua quantidade de passos por dia.

- **Sono** – Ter um propósito definido faz com que, no final do dia, você tenha a certeza de que fez o seu melhor. Você vai ter mais tranquilidade e paz de espírito para colocar a cabeça no travesseiro e descansar, sabendo que terá uma importante tarefa no dia seguinte.

- **Disposição** – A melhora na disposição é visível nas pessoas que têm um propósito definido. Elas têm um porquê e conseguem ter motivação para se levantar da cama todos os dias. Quer mais animação que isso?

- **Postura** – Diante de um propósito, é preciso erguer a cabeça e seguir em frente para superar desafios. E isso não é modo figurado de falar. Ter um propósito vai te motivar a cuidar da sua postura o dia todo.

- **Alimentação** – Quem sabe onde quer chegar precisa manter uma alimentação saudável para ter energia suficiente. Certamente, o propósito vira motivo para você fazer melhores escolhas no seu cardápio.

- **Exercícios físicos** – A relação entre propósito e exercícios físicos já foi comprovada cientificamente no estudo citado neste capítulo.

TAREFAS DO CAPÍTULO:

- Responda: você tem pelo menos um propósito?

_____

- Se a resposta for sim, escreva aqui quais são os seus propósitos atuais:

_____

_____

_____

- Se não tiver um propósito, escreva aqui alguns propósitos que você possa se identificar no futuro. Quando escrever, organize seus pensamentos ativando o seu cérebro para buscar sua motivação.

_____

_____

_____

Revise semanalmente seu propósito.
Se puder, escreva-o em um cartaz e cole em algum lugar que você esteja sempre olhando.
Isso te ajudará a se manter focado no seu propósito e afastará a possibilidade de você se desviar do seu caminho.

3
CAMINHE!

(ASPECTO DA RODA: **CAMINHADA**)

> *Se você não gosta de onde está, mova-se! Você não é uma árvore.*
>
> (Autor desconhecido)

Este capítulo é perfeito para você que precisa melhorar o critério **Caminhada** na sua Roda da Juventude.

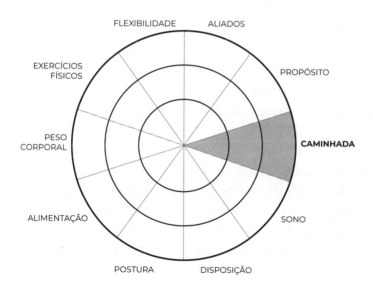

HISTÓRIA DO MEU AMIGO QUE QUERIA COMEÇAR A PRATICAR EXERCÍCIOS

Eu estava pedalando em um raro domingo ensolarado em Curitiba quando chegou uma mensagem de um grande amigo meu pedindo ajuda para emagrecer. De maneira bem direta, ele solicitou uma ficha de treino de musculação específica para seu objetivo.

Parei e pensei bastante antes de responder. Você deve estar imaginando que, para um profissional de Educação Física com quase 20 anos de experiência, deve ser muito simples fazer uma ficha de musculação. Um profissional deve ser capaz de escolher os exercícios e enviar para o amigo que está pedindo em poucos minutos. Talvez, no início da minha carreira, fazer uma ficha realmente fosse muito fácil e rápido, mas agora, com mais experiência, vejo a quantidade de variáveis que devem ser controladas para montar um treino eficiente e seguro. Para isso, preciso saber qual a idade, qual o histórico de doenças, quais os problemas articulares, as dores, os remédios que uma pessoa toma, os exames médicos, quais os aparelhos essa academia possui, qual é a marca desses equipamentos, qual é a real capacidade física que ele se encontra no momento, entre outras informações.

Mas aí eu pensei: qual seria o melhor exercício do mundo que qualquer pessoa pode fazer e ter grandes benefícios com baixo risco? Um exercício que ajude no emagrecimento, que ajude a melhorar os resultados de exames de sangue, que ajude a diminuir a ansiedade, que melhore o sono, que fortaleça as pernas, que aumente a capacidade do coração e dos pulmões com pouco risco, que seja barato e fácil de fazer?

Continuei minha pedalada matinal de domingo pensando sobre tudo isso antes de responder ao meu amigo. Foi aí que comecei a perceber uma enorme quantidade de pessoas fazendo exercícios na rua. E adivinhem: estavam fazendo o exercício mais simples e eficiente do planeta: a caminhada!

CAMINHADA EMAGRECE?

Posso afirmar, a caminhada emagrece sim, por dois motivos. O primeiro deles é que você começa a gastar mais calorias. O segundo é que caminhar te ajuda a respirar mais fundo e relaxar a mente, como se fosse uma meditação, reduzindo a ansiedade e a compulsão. Se você está menos ansioso ou compulsivo, é mais fácil controlar os alimentos que você coloca na boca e, como consequência, você consegue emagrecer.

RECOMENDAÇÃO

A recomendação que dei para o meu amigo foi a de instalar o aplicativo de contagem de passos e monitorar, por dois ou três dias, quantos passos ele caminhava por dia. A partir disso, incentivei que ele tentasse aumentar mil passos. Ou seja, se ele caminha 2 mil passos por dia, deveria começar a caminhar 3 mil passos e manter por uma ou duas semanas até o corpo e a mente se adaptarem. Depois que ele estivesse se sentindo bem com a nova rotina, poderia aumentar novamente até alcançar pelo menos 6 mil passos por dia.

Quando passei essa recomendação, ele ficou um pouco desconfiado pela simplicidade do método. Mas assim que colocou em prática percebeu que seria realmente mais prático inserir a caminhada em sua rotina diária do que fazer um treino complexo.

Com minha experiência em academias, percebi que, quando é recomendado algo muito complexo, como a compra de equipamentos caros ou o deslocamento até uma academia de ginástica, a solução gera tantas mudanças de uma só vez que acaba causando estresse e leva o aluno a desistir. Para nos mantermos motivados em nossas metas é necessário comemorar cada passo, cada dia de treino, cada semana cumprida. Assim, ficamos mais motivados e o resultado aparecerá como consequência.

POR QUE PARAMOS DE CAMINHAR?

Nas grandes cidades, tivemos uma "evolução" nos últimos 50 anos. Coloco "evolução" entre aspas, pois evoluímos sim no conforto, mas retrocedemos na qualidade de vida. Antes, era mais comum ver pessoas caminhando nas ruas, levantando-se para mudar o canal na televisão, indo ao correio para enviar uma carta. Hoje, com apenas alguns movimentos no celular, além de fazer as compras do mercado, você consegue solicitar um jantar completo sem ter que se levantar do sofá.

FATORES DE RISCO DE PESSOAS QUE NÃO CAMINHAM

Hoje sabemos que a falta de exercícios é um dos principais fatores de risco para desenvolvermos doenças como infarto, derrame, diabetes, depressão, ansiedade, dores no corpo, entre tantos outros problemas de saúde.

Porém, uma simples caminhada diária pode te salvar! Sim, uma simples caminhada pode melhorar muito a sua saúde. Mas aí você já deve estar pensando: o meu amigo queria fazer exercícios para emagrecer, será que caminhada emagrece?

DESAFIO DOS 10 MIL PASSOS

Todas as pessoas que me seguem nas redes sociais sabem que sou uma pessoa ativa, faço escalada, trabalho em pé e ando de bicicleta. Pois bem, me coloquei à prova e resolvi instalar um aplicativo de contagem de passos no meu celular. É um aplicativo bem simples que conta quantos passos nós caminhamos por dia. Alguns cientistas consideram que uma pessoa ativa deve andar 10 mil passos por dia. Você sabe quantos passos eu caminhava? Mesmo trabalhando em pé na academia? Quando fiz o monitoramento, fiquei assustado! Eu dava apenas 4 mil passos por dia! Resolvi tentar alcançar a meta de 10 mil passos diários. E foi difícil! No início, eu tinha que ficar caminhando feito louco perto de casa para bater a meta no final do dia. Portanto, se eu estava caminhando pouco, imagine as pessoas que precisam trabalhar sentadas.

Para bater a minha meta, tive que criar várias estratégias. Primeiro, comecei a fazer mais coisas a pé. Quando eu saía para almoçar, ia de carro a um restaurante que ficava longe. Em vez disso, escolhi um restaurante mais perto e comecei a caminhar até lá. Além disso, adicionei caminhadas sem destino nos meus horários de descanso. Comecei a caminhar ouvindo música e isso me ajudou muito a pensar e a ter ótimas ideias. Com esse desafio, descobri que é possível aumentar a quantidade de passos de maneira fácil e ecológica, economizando dinheiro e cuidando da minha saúde.

CAMINHADA É UMA ATIVIDADE SIMPLES, EFICIENTE E BARATA

A caminhada é um exercício tão bom que, além de ser muito barato, só vai te exigir um calçado confortável e um destino. Você pode passear sozinho ou acompanhado, pode fracionar sua caminhada em pequenos trechos para fazer compras, como ir ao mercado, à padaria ou à farmácia. Escolhendo ir a pé, além de economizar com o deslocamento, você vai ganhar saúde!

A CAMINHADA É MAIS IMPORTANTE HOJE DO QUE NUNCA

O sedentarismo é o pai de todos os males. Antigamente, em um passado não muito distante, a maior parte da população exercia funções que exigiam movimento do corpo o tempo todo. Assim, as pessoas faziam atividades físicas durante sua atividade profissional. Lembre-se de como eram as fábricas, os escritórios e as lojas. Quase tudo dependia de interação humana.

Hoje as fábricas possuem robôs e os funcionários ficam sentados em suas cadeiras, apertando botões no computador. O mesmo acontece em escritórios. Antes, para mandar uma mensagem, tínhamos que escrever uma carta e caminhar para colocá-la no correio. Hoje não precisamos nem digitar a mensagem, pois podemos mandar uma mensagem de voz por aplicativo no celular.

Para fazer uma reunião era preciso ir até uma sala de reuniões. Hoje muitos trabalhadores não precisam nem sair da sua casa para trabalhar e fazem as reuniões de trabalho muitas vezes sentados no sofá. Essa mudança foi acelerada com a pandemia do coronavírus, pois, como era preciso evitar contato com outras pessoas, as reuniões virtuais se tornaram muito populares.

Poucos trabalhos ainda exigem movimentação constante. Enquanto isso, a maioria das profissões concentra-se em atividades executadas nos computadores. Essa alteração gerou problemas catastróficos na nossa saúde e faz com que jovens comecem a sofrer com doenças que antes só encontrávamos em idosos, como a hipertensão, por exemplo.

O sedentarismo acompanha o desenvolvimento tecnológico, pois a indústria tenta facilitar a nossa vida diminuindo nosso esforço para vender mais. Vou dar alguns exemplos:

- Para assistir a um novo filme, era necessário ir até o cinema.

  Agora assistimos em casa, no computador.

- Para resolver problemas bancários, era necessário ir até o banco falar com o gerente.

  Hoje é possível abrir uma conta no banco e resolver todos os problemas por aplicativo.

- Para fazer compras, era necessário ir até o mercado, escolher os produtos, passar no caixa e depois trazer até nossa casa.

  Hoje com um aplicativo de celular é possível fazer compras e marcar a entrega.

- Para se alimentar, era necessário ficar em pé na cozinha ou ir até um restaurante.

  Agora com aplicativos é possível escolher a comida e em alguns minutos estão batendo em nossa porta.

- Para visitar um amigo, era necessário ir até a casa dele ou arrumar a nossa casa para recebê-lo.

  Hoje recebemos nossos amigos em casa por chamada de vídeo.

Toda essa tecnologia é boa, pois facilita nossa vida. Contudo diminuiu de maneira muito significativa a nossa quantidade de passos dados por dia. Por esse motivo, a caminhada se tornou muito mais importante hoje do que antes. Se você quer ter saúde, precisa colocar o seu corpo em movimento.

BENEFÍCIOS DA CAMINHADA

Considero a caminhada como um dos principais exercícios que devemos realizar. Vou te explicar o porquê:

1. Protege nosso cérebro

Quando caminhamos, além de treinar nossos músculos, também exercitamos o nosso cérebro. Precisamos planejar o destino, manter o equilíbrio, observar o ambiente e ouvir os sons com atenção. Todas essas atividades estimulam várias áreas cerebrais, preservando nossa capacidade de atenção e de memória. Vários estudos já provaram que as pessoas que caminham mais possuem mais capacidade de raciocínio comparado às pessoas que caminham pouco.

2. Deixa o coração mais forte

A caminhada é um ótimo treinamento cardíaco e respiratório. Assim, seu corpo fica mais protegido contra derrames e infartos, pois quem caminha com frequência tem mais facilidade de controlar a pressão arterial, o colesterol e o açúcar do sangue, prevenindo inclusive o diabetes.

3. Protege os ossos

Precisamos estimular nosso corpo para fortalecer nossos ossos, tendões e ligamentos. Para isso, a caminhada é uma excelente opção, pois, quando tocamos o nosso pé no chão durante a caminhada, enviamos uma mensagem para nosso corpo de que é necessário fortalecer nossos membros. Dessa forma prevenimos dores, lesões e a osteoporose.

4. Melhora o equilíbrio

É comum perder o equilíbrio com o passar da idade. Para manter o equilíbrio, é necessário treinar a força dos músculos da perna e também estimular o nosso cérebro. A caminhada é perfeita para isso, pois fortalece nossas pernas e treina o nosso sistema nervoso central, mantendo e melhorando o nosso equilíbrio.

QUANTO DEVO CAMINHAR?

Segundo a Organização Mundial da Saúde, o tempo e a intensidade recomendados para crianças, adolescentes, adultos e idosos são:

- Recomendação de exercícios: tempo e intensidade

TEMPO	INTENSIDADE
150 a 300 minutos semanais	de atividade aeróbica de **intensidade moderada**
75 a 150 minutos semanais	de atividade aeróbica de **intensidade vigorosa**

Um exercício de **intensidade moderada** é quando você consegue caminhar e falar normalmente ao mesmo tempo. Isso significa que o esforço que você está fazendo não eleva a frequência respiratória a ponto de interferir na fala.

Durante um exercício de **intensidade vigorosa**, você percebe que a respiração fica mais ofegante e você precisa dar pequenas pausas para inspirar durante a sua fala.

Você deve estar se perguntando: qual das duas opções é a melhor?

Na verdade, as duas opções promovem adaptações positivas no corpo de maneira semelhante. Dessa forma, você poderá escolher qual delas mais se adequa a você.

Se você fizer exercícios cinco vezes na semana, de intensidade moderada, você precisará fazer, no mínimo, 30 minutos por dia. Se você fizer exercícios de intensidade vigorosa, vai precisar fazer no mínimo 15 minutos por dia, cinco vezes na semana.

- Exemplo de planejamento de exercícios físicos

	Seg	Ter	Qua	Qui	Sex	Sáb	Dom	Total
Moderada	30	30	30	30	30			150
Intensa	15	15	15	15	15			75

Se você não tem muita disciplina, sugiro caminhar menos tempo, todos os dias e no mesmo horário. Assim fica mais fácil instalar o hábito na sua rotina.

PARA QUEM TEM DIFICULDADE

Por limitações de saúde ou disposição física, é possível fracionar esses 30 minutos de atividade física moderada em três sessões diárias de dez minutos, sendo dez minutos o tempo mínimo de exercício por sessão para que você tenha benefícios significativos.

• Exemplo:

De segunda a sexta-feira – dez minutos de manhã, dez minutos antes do almoço e dez minutos no final da tarde.

COMO INTENSIFICAR O TREINAMENTO

Se caminhar ficou muito fácil para você, comece a caminhar em subidas e aumentar a velocidade do passo. Você vai perceber que o esforço é muito semelhante ao de uma corrida, ou seja, seu coração vai sim bater mais rápido e o gasto calórico vai te ajudar no controle do peso.

Nas minhas prescrições, gosto muito de alternar os estímulos, por exemplo, fazendo um dia de 30 minutos com intensidade moderada e outro dia 15 minutos com intensidade vigorosa. Essa mudança, além de estimular melhor o organismo, torna a atividade um pouco mais divertida.

Sempre tenha cuidado para não ultrapassar o seu limite.

O que vai te fazer evoluir é a frequência de treino e a constância de maneira disciplinada e não treinos isolados com intensidade além de suas capacidades físicas.

COMO A **CAMINHADA** ME AJUDA EM RELAÇÃO AOS OUTROS ASPECTOS DA RODA DA JUVENTUDE?

Além de todos esses benefícios diretos para a sua saúde, caminhar mais é um ponto muito importante da sua Roda da Juventude. Como eu disse no início do livro, movimentar mais apenas esse aspecto pode ter um efeito em todos os outros itens do diagrama da roda. Veja só:

- **Aliados** – Durante as caminhadas, você com certeza vai encontrar pessoas com o mesmo objetivo, fortalecendo laços de amizades relacionados com seu propósito de saúde.

- **Propósito** – Você se lembra do estudo científico que relaciona exercícios físicos com o aumento do propósito de vida das pessoas mais ativas? Começar a caminhar vai estimular você a encontrar um propósito para se manter em movimento.

- **Sono** – Se você tem dificuldade para pegar no sono, a caminhada é perfeita para você. Cansando o corpo, vai ficar mais fácil dormir. Além disso, os hormônios liberados pela caminhada nos deixam mais alertas durante o dia, deixando a sonolência toda para o período da noite.

- **Disposição** – A caminhada melhora o humor, aumenta a sensação de bem-estar e combate a depressão e a ansiedade. Para aproveitar ainda mais esses efeitos, prefira caminhar em ambientes abertos e arborizados.

- **Postura** – Quando você caminha, mesmo sem perceber, você fortalece vários músculos posturais que costumam ficar fracos quando ficamos apenas sentados.

- **Alimentação** – A caminhada regula o apetite, pois reduz a ansiedade e a compulsão. Assim você conseguirá ter mais calma durante as refeições e escolher melhor os alimentos.

- **Peso corporal** – Caminhando, você gasta mais calorias e controla o apetite. Isso ajuda muito na redução da gordura corporal e fortalece os maiores músculos do corpo, beneficiando também as pessoas magras que perderam massa muscular.

- **Exercícios físicos** – O estímulo aeróbico proporcionado pela caminhada aumenta nossa resistência, fortalece a respiração, tonifica nossos músculos e melhora a nossa força.

Agora você entendeu por que eu falo que a caminhada é um dos melhores exercícios do mundo? Veja quantos benefícios você terá apenas aumentando a quantidade de passos que você dá por dia!

SUGESTÕES DE TAREFAS PARA CONSEGUIR CAMINHAR MAIS:

- Comece devagar. Não precisa acelerar o passo.
- Procure uma companhia.
- Tenha um tênis confortável.
- Estipule um destino ou tempo determinado.
- Varie o caminho.
- Instale um aplicativo de contador de passos no seu celular e monitore quantos passos você está dando por dia.
- Comemore quando conseguir terminar!
- Separe um horário fixo todos os dias para caminhar. Pode começar com 20 minutos por dia. Preparei uma lista de vídeos no meu canal no YouTube para você fazer caminhada sem precisar sair de casa!

QR Code 1 – Lista de vídeos com exercícios de caminhada no canal do Aurélio

4
DURMA BEM!

(ASPECTO DA RODA: **SONO**)

> *Um dia cheio de energia começa com uma noite bem dormida.*
>
> (Aurélio Alfieri)

Este capítulo é perfeito para você que precisa melhorar o critério **Sono** na sua Roda da Juventude.

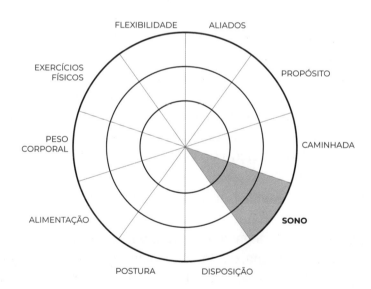

INTRODUÇÃO

Durante o sono, nosso corpo se recupera do dia que passou e se prepara para a próxima jornada. Quanto melhor for a nossa qualidade de sono, melhor será a nossa saúde. Quando não damos a devida atenção ao descanso, além de termos indisposição no próximo dia, podem começar a aparecer problemas de saúde como dores, ansiedade, estresse, irritação, falta de memória, entre outros.

POR QUE TEMOS DIFICULDADE PARA DORMIR

Minha bisavó de 102 anos está firme e forte, morando com meus avós em uma chácara. Para mim, ela é um grande exemplo de longevidade saudável. Não me lembro de ela ter ficado internada em hospital nem de ter tido problemas sérios de doenças. Ela sempre exibiu muita saúde, mas qual será o segredo dela? Com certeza ela deve ter vários segredinhos para se manter saudável e agora poder pegar no colo seus 20 tataranetos. Uma das frases que mais me marcou foi quando ela me disse: "Em toda minha vida eu nunca amanheci na cama".

Sem entender muito bem, perguntei a ela o que isso significava. Ela respondeu que sempre se levantou da cama antes de o sol nascer. Como ela nasceu no interior, em uma área rural, era comum aproveitar ao máximo a luz do sol, pois não existia luz elétrica. Por esse motivo, quando a noite chegava, tudo ficava escuro. A única luz que havia era de uma lamparina que não era muito eficiente. Não existiam distrações noturnas como a televisão. Além disso, todos em casa ficavam muito cansados, porque o trabalho no campo exigia muito esforço físico e eles tinham acordado muito cedo. Acredito que essa combinação de fatores tenha influenciado positivamente a qualidade de vida da minha Vó Maria.

Minha avó Lucilla, hoje com seus 92 anos, conta como era difícil aquecer a mamadeira de uma criança. Era "bem simples": ela ia até o quintal, pegava gravetos, partia um pouco de lenha, acendia o fogão a lenha, e depois colocava o leite para esquentar. Imagine tudo isso somado a todas as outras tarefas domésticas?

Realmente, no fim do dia, imagino que elas estavam tão cansadas que era muito mais fácil pegar no sono.

HISTÓRIA DO MEU AMIGO QUE NÃO DORMIA

Quem me acompanha nas redes sociais sabe que eu gosto muito de praticar escalada esportiva. Um de meus colegas de escalada estava com dificuldade de evoluir nos treinos. Mesmo cuidando da alimentação e treinando direitinho, ele não conseguia melhorar o seu desempenho. Ele estava muito inconformado.

Após pensar bastante sobre o caso dele, perguntei: você dorme bem?

Consegue dormir oito horas por noite?

E ele respondeu: "É claro... que não!"

Pode não parecer, mas dormir bem é tão importante quanto cuidar da alimentação e praticar exercícios.

Isso acontece porque, durante o sono, nosso corpo entra em reforma. Nesse momento tudo que está com defeito ou desgastado é consertado e todas as melhorias são instaladas.

Se você não dorme adequadamente, seu corpo não consegue reparar os danos e fazer as melhorias necessárias, consequentemente não descansa. Dessa forma, além de não evoluirmos no nosso objetivo, podemos adoecer.

Isso é muito comum nos esportes de alto rendimento. Os treinadores se preocupam muito com a qualidade de sono dos atletas. Em tempo de competição, é comum que os treinadores confisquem os equipamentos eletrônicos dos atletas durante a noite e fiscalizem se todos já estão dormindo. Dormir bem é tão importante que esse é um dos principais motivos dos jogadores de futebol se encontrarem alguns dias antes do jogo em algum hotel para o que eles chamam de "concentração".

SONO AJUDA A CONTROLAR O PESO

Normalmente, quando queremos algum resultado rápido, procuramos as alternativas mais mirabolantes e caras. Porém, acabamos deixando de lado as alternativas simples, baratas e eficientes. Dormir bem é uma dessas receitas simples e baratas, mas que fazem muita diferença na nossa vida.

Vários estudos no mundo conseguiram identificar uma relação direta entre a quantidade e a qualidade do sono e o aumento de peso. Um desses estudos virou documentário e foi veiculado pela BBC de Londres (*The Truth About Sleep* – "A verdade sobre o sono", em tradução livre)[2].

Nesse estudo, os pesquisadores estudaram um grupo de voluntários que foram monitorados por duas noites de sono normais. Após isso, eles fizeram um experimento pedindo para eles ficarem acordados e irem dormir três horas mais tarde.

O RESULTADO FOI ASSUSTADOR

Primeiro foi observado que o nível de açúcar no sangue se elevou após uma noite mal dormida. Alguns participantes ficaram com dosagens de açúcar tão altas quanto os diabéticos. Eles também perceberam um aumento no apetite e uma vontade maior de comer doces.

Outro experimento parecido foi feito com crianças de 4 anos. Elas tinham o costume de dormir logo após a refeição. Os cientistas reduziram essa soneca da tarde e pediram para os pais colocarem as crianças para dormir um pouco mais tarde quando chegassem em casa. Resultado: no dia seguinte elas comeram 20% mais calorias.

Dormir é sim uma das principais formas de controle de ansiedade, irritação, compulsão, redução do açúcar no sangue, produção de hormônios importantes do nosso corpo. Portanto, se você precisa melhorar suas condições de saúde e principalmente controlar o seu peso, o sono é fundamental.

VOCÊ DORME BEM?

- Responda ao simples questionário a seguir para entendermos um pouco como anda a sua qualidade de sono:

PERGUNTA	Sim	Não
Você tem dificuldade para iniciar ou manter o sono?		
Você tem sonolência durante o dia?		
Você ronca enquanto dorme?		
Alguém já te falou que você para de respirar enquanto dorme?		

Se você respondeu sim para uma ou mais perguntas, fique atento! Se o problema persistir, consulte seu médico para uma avaliação mais profunda.

MELHORE O SEU HUMOR AFASTANDO A ANSIEDADE E O ESTRESSE

Quem mais convive comigo sabe que, quando estou com sono, fico com mau humor, inquieto e ansioso. Garanto que você conhece pessoas que, assim como eu, são muito sensíveis a uma noite mal dormida. Quando dormimos bem, acordamos com mais disposição, com mais energia e mais felizes, pois durante o sono conseguimos diminuir a quantidade de cortisol e adrenalina no nosso corpo, reduzindo o estresse.

GANHE MASSA MUSCULAR

Durante o sono, nossos músculos são reconstruídos. Frequentemente eu encontro na academia alunos que se queixam de falta de força ou de perda de massa muscular por dormir pouco. Além disso, é durante o sono que o nosso corpo produz a maior parte do hormônio que ajuda na reconstrução dos músculos, o GH.

MELHORA A MEMÓRIA

Nosso cérebro aproveita o momento de descanso durante o sono para fixar em nossa memória todas as experiências que tivemos durante o dia. Por esse motivo, não é recomendável que estudantes troquem noites de sono por jornadas de estudo, pois o descanso é precioso para a fixação das lembranças. Com o passar do tempo, nossa memória pode ficar cada vez mais sensível e o sono pode ser um bom aliado para melhorar a nossa mente.

AUMENTA O SISTEMA IMUNOLÓGICO

Uma ótima alternativa para melhorar a sua imunidade, combater infecções e até mesmo problemas cardiovasculares é dormir com qualidade. Quando você está dormindo, seu corpo se concentra em combater os inimigos e invasores, que podem ser bactérias, vírus ou até mesmo células cancerosas. Quanto melhor a qualidade do seu sono, melhor será a eficiência do seu exército, tornando o seu corpo mais forte e mais saudável.

DICAS PARA DORMIR MELHOR

- **Canse seu corpo** – Pratique exercícios, faça caminhada, movimente o seu corpo! Com o corpo cansado é muito mais fácil pegar no sono. Antigamente era comum ter trabalhos que exigiam mais esforço e não era necessário pensar em exercícios. Porém, hoje em dia o nosso cansaço é muito mais mental do que físico.

- **Evite alimentos pesados** – Comer muito ou comer alimentos ricos em gorduras antes de dormir pode prejudicar muito o sono. Para facilitar a digestão, à noite, coma alimentos mais leves e mastigue bem.

- **Fuja dos alimentos estimulantes** – Muitas pessoas têm dificuldade de dormir por conta do consumo de alimentos ricos em cafeína e outros estimulantes. É comum encontrar essas substâncias em refrigerantes tipo cola ou guaraná e em alguns chás, como chá preto, chá branco e até a erva mate. Isso mesmo! A erva do chimarrão pode prejudicar o seu sono, então evite consumi-lo no período da tarde.

- **Cuidado com as bebidas alcoólicas** – Apesar de parecer que relaxamos após tomar vinho ou qualquer outra bebida com álcool, independentemente da quantidade ingerida, a qualidade do seu sono será prejudicada.

- **Diminua as luzes** – As luzes da casa, da televisão e do celular estimulam seu cérebro, porque se parecem com a luz do dia, e podem espantar o sono. A melhor opção é reduzir a iluminação do quarto, colocando um abajur com uma lâmpada mais fraca, ouvir uma música calma e ler um bom livro antes de dormir. E nada de ficar vendo televisão no quarto.

- **Acalme seus pensamentos** – Prefira falar e pensar sobre assuntos mais calmos. Acompanhar noticiários ou discutir por qualquer razão pode aumentar a sua ansiedade e comprometer o sono.

- **Abuse dos chás calmantes** – Para acalmar o seu espírito, experimente tomar chás calmantes como camomila, erva-doce e maracujá.

- **Fuja do telefone celular** – Coloque o seu telefone ou tablet para carregar em outro cômodo durante a noite. Assim, quando você for para cama, conseguirá dormir mais fácil. Também vai ser mais fácil levantar da cama quando você acordar, pois ficará com curiosidade para saber se chegou alguma notificação de noite. Se você precisar de um despertador, arranje um relógio analógico à pilha para deixar ao lado da cama.

- **Cuide da sua programação noturna** – Quando eu assisto a noticiários ou filmes agitados com muito suspense, agito muito a minha mente e isso dificulta o meu sono. Muitas vezes até durmo, porém meus sonhos são tão agitados quanto o conteúdo ao qual assisti no fim do dia. Demorei para criar uma rotina realmente saudável na hora de dormir. Para facilitar, não tenho televisão no quarto, coloquei lâmpadas mais fracas perto da cama e evito assistir a programas agitados. Além disso, costumo tomar um chá de camomila.

EXERCÍCIOS RESPIRATÓRIOS

Sou uma pessoa muito agitada. Eu já tive vários momentos estressantes e ansiosos na minha vida. Nesses momentos, a única forma que encontrei para dormir foi fazer exercícios respiratórios. Veja como é simples:

Deitado em sua cama, com as luzes apagadas, comece a respirar profundamente. Tente inspirar o máximo de ar que conseguir e vá soltando o ar lentamente. Tente aos poucos respirar o mais lento que conseguir, inspirando em cinco segundos, e soltando o ar em cinco segundos também. Algumas pessoas vão conseguir fazer até em dez segundos cada etapa. Repita essa série por dez vezes ou mais, e perceba como sua mente consegue se acalmar. Experimente!

Nada pode compensar uma noite mal dormida.
A opção é sua, se você quer ser jovem por mais tempo,
precisa dormir bem!

Se por acaso você tentar todas essas estratégias por duas ou mais semanas sem sucesso, procure um médico. Ele pode te ajudar com um tratamento. Se você dorme mal, precisa muito resolver esse problema antes que a sua saúde seja comprometida.

COMO A MELHORA DO **SONO** ME AJUDA EM RELAÇÃO AOS OUTROS ASPECTOS DA RODA DA JUVENTUDE?

Como você pode perceber, o sono é fundamental para melhorar de maneira eficiente vários aspectos da sua Roda da Juventude.

- **Aliados** – Quando dormimos bem, aumentamos a nossa disposição e animação, possibilitando encontros e relacionamentos com pessoas otimistas e inspiradoras.

- **Caminhada** – Dormindo bem, conseguimos ter mais disposição para fazer exercícios e caminhar mais.

- **Disposição** – Todos ficamos mais animados quando temos uma ótima noite de sono

- **Alimentação** – Pessoas que dormem bem conseguem manter a ansiedade controlada e comem com mais calma. Assim, escolhem melhor os alimentos, consumindo menos calorias.

- **Peso corporal** – Dormindo bem, conseguimos manter a massa muscular e diminuir a gordura corporal, pois nosso organismo está mais equilibrado.

- **Exercícios físicos** – Nosso corpo precisa do sono para ter disposição para os exercícios de força e para reconstruir todas as fibras musculares.

SUGESTÃO DE NOVOS HÁBITOS:

- Colocar o celular para carregar em outro cômodo à noite.

- Retirar bebidas estimulantes após o almoço.

- Tomar um chá calmante antes de dormir.

- Assistir a algum filme calmo no fim do dia.

- Ler um livro antes de dormir.

- Ouvir música calma no fim do dia.

- Fazer exercícios físicos durante o dia, para cansar o corpo.

- Comer alimentos mais leves no jantar.

- Fazer um exercício de respiração para acalmar a mente.

5
ANIME-SE!

(ASPECTO DA RODA: **DISPOSIÇÃO**)

> *O segredo da longevidade é:
> comer a metade,
> andar o dobro e
> rir o triplo.*
>
> (Provérbio chinês)

Este capítulo é perfeito para você que precisa melhorar o critério **Disposição** na sua Roda da Juventude.

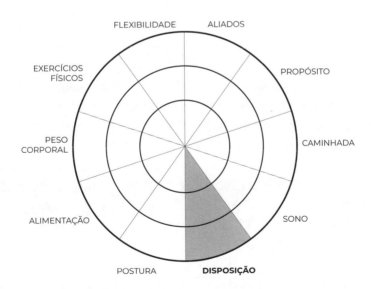

Pare um pouco e reflita: você está feliz neste momento da sua vida?

Todos os dias vejo pessoas correndo em busca da felicidade. Tenho certeza de que você também vê com frequência pessoas indo estudar para conseguir um trabalho melhor, matriculando-se em uma academia para ter um corpo mais saudável, fazendo hora extra para pagar a viagem dos sonhos. Esse parece ser o caminho natural da vida – dedicar esforço para, então, ser feliz. Mas será mesmo?

Certamente você já se sentiu muito feliz sem motivo, apenas porque acordou e o sol estava brilhando lá fora. Ao mesmo tempo, pode ter se empenhado em organizar uma festa, ou um jantar para amigos que deveria ser um momento muito feliz, mas acabou dando tudo errado.

Agora responda à pergunta:

**Serei feliz quando tiver sucesso,
ou para ter sucesso preciso ser feliz?**

Parece difícil, mas a resposta é simples. Percebemos cada vez mais que a felicidade vem antes do sucesso. Isso mesmo! Você não precisa ter sucesso para ser feliz. E vamos além: ser feliz pode te ajudar muito a ter sucesso!

Isso se aplica em qualquer situação da nossa vida. Pensar que seremos felizes quando nos mudarmos para uma casa maior, quando casarmos, quando os filhos nascerem, quando, quando, quando... Quando pensamos assim, adiamos a nossa felicidade e condicionamos a coisas materiais um estado de espírito que depende muito mais da nossa própria atitude diante da vida. Perceber isso também é assumir a nossa responsabilidade sobre a nossa felicidade, sem delegar ou condicioná-la a fatores externos a nós.

PARÁBOLA DO SÁBIO E DO APRENDIZ

Um menino queria se tornar um sábio e para elevar seus conhecimentos se sentou ao lado de um monge na beira de uma estrada e ficou observando.

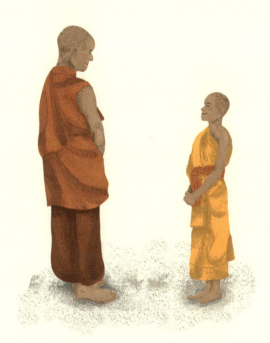

Quando o primeiro viajante apareceu, ao ver o monge, correu e perguntou:

— Como é a vida na próxima vila? Será que vou gostar?

O monge respondeu com outra pergunta ao viajante:

— Como é a vida na sua vila?

O viajante respondeu:

— Minha vila é maravilhosa, todas as pessoas são alegres, honestas e saudáveis.

O monge então completou:

— Você vai adorar a próxima vila. Pode ir.

Depois de um tempo surgiu um segundo viajante, ao ver o monge, também correu até ele e perguntou:

— Como é a vida na próxima vila? Será que vou gostar?

O monge respondeu com outra pergunta ao viajante:

— Como é a vida na sua vila?

O viajante respondeu:

— Minha vila é horrível, as pessoas são tristes, desonestas e doentes.

O monge então completou:

— Você não vai gostar da próxima vila, é melhor voltar para a sua casa.

O menino que estava com o monge ficou preocupado, pois, naquele caminho, só existia uma vila e o monge deu duas respostas diferentes para a mesma pergunta. Quando perguntou ao monge o motivo das respostas, ele respondeu:

— Existem coisas boas e ruins em todos os lugares. Algumas pessoas se apegam ao que tem de pior, enquanto as outras preferem se apegar ao que tem de melhor. Isso é uma questão de escolha e de treinamento.

PERCEBA O QUE EXISTE DE BOM

• A partir da parábola do monge, responda à pergunta:

**Na sua opinião, quais são as
dez melhores vantagens de morar no Brasil?**

1. _____

2. _____

3. _____

4. _____

5. _____

6. _____

7. _____

8. _____

9. _____

10. _____

Conseguiu responder com facilidade?

Fiz essa pergunta para meus alunos de pós-graduação. Depois de cinco minutos, percebi que a maior parte dos alunos tinha escrito apenas três ou quatro vantagens de morar no Brasil, relatando que era muito mais fácil encontrar desvantagens. Você concorda com essa afirmação?

Aproveitei a oportunidade para chamar um dos alunos que era de outro país. Ele estava no fundo da sala com um sorriso discreto. Perguntei a ele quais eram as dez vantagens de morar no país dele. Ele olhou para mim, sorriu e respondeu: "Só 10? Posso falar mais de 50 com muita facilidade". Ele vinha de um país em que faz parte da cultura ressaltar os avanços e os aspectos positivos do lugar. Eles são incentivados a sentir orgulho do lugar de onde vêm. Para ele, ficou fácil listar o que o país dele tem de bom.

Isso aconteceu comigo quando eu estava estudando fotografia. Em um fim de tarde, fui ao maior parque de Curitiba para fotografar o lago e as capivaras. Preparei todo o equipamento, coloquei na mochila, fui até o parque, montei o tripé, a câmera e, quando comecei a procurar o melhor ângulo, percebi que a grama não tinha sido cortada e o parque estava muito malcuidado para as fotos que eu queria fazer. Fiquei muito nervoso e comecei a reclamar para mim mesmo, pois tinha perdido a viagem.

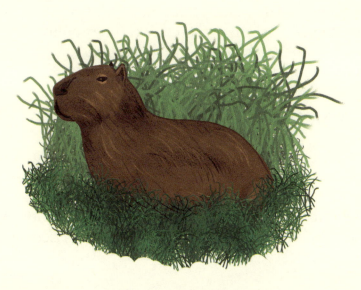

Muito triste, resolvi recolher todo o material e voltar para casa. Mas, quando estava voltando, resolvi olhar para o céu. Vi que as nuvens estavam coloridas de uma maneira que eu nunca tinha visto antes, formando uma imagem de cartão postal. Rapidamente montei todo o equipamento e fiz uma das melhores fotos da minha vida.

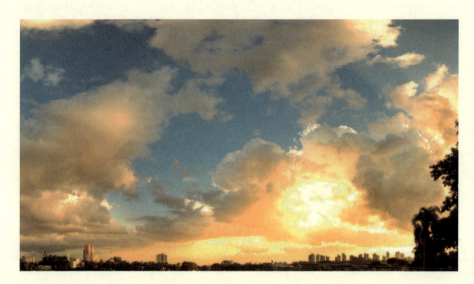

Após o episódio do parque, comecei um novo exercício mental, que era procurar boas imagens em todos os locais que eu passava, pois, independentemente da situação, você sempre encontrará algo de bom. A diferença é apenas o seu ponto de vista. Se você não encontrou, continue procurando. Com o tempo você pega prática, como consequência conseguirá se sentir muito melhor em qualquer ambiente.

TREINAR NOSSA MENTE

As notícias ruins parecem mais relevantes e isso não é por acaso. Nosso cérebro foi evoluindo para dar mais atenção aos avisos de perigo, sobre fatos que colocam nossa vida em risco. Ao ouvir um desses avisos, fomos treinados evolutivamente a responder com ações imediatas para fugir do risco iminente e preservar a nossa vida.

Ao longo do tempo, ouvir as histórias das aventuras dos viajantes era a única maneira de saber o que estava acontecendo no mundo. Os perigos dos saqueadores, guerras ou doenças ainda inexplicáveis ameaçavam a vida nas pequenas vilas.

Mas a sociedade avançou cientificamente e o mundo foi se tornando um lugar mais seguro. Porém nosso cérebro segue dando muita importância para notícias de desastres, guerras e tragédias, o que nos faz ficar vidrados em programas de TV que mostram essas notícias como espetáculo. Só que, ao contrário do que acontecia no mundo primitivo, agora não temos como agir imediatamente para nos proteger desses perigos, o que gera muita ansiedade. Por isso temos que treinar nosso cérebro para filtrar essas notícias sobre tragédias para não nos afetarmos tanto com elas.

Se você tem a necessidade de acompanhar as notícias, escolha um noticiário e limite o tempo que você passa assistindo ao jornal. Assim você ganha mais tempo para fazer atividades úteis para sua vida e se nutrindo de conhecimento que vai fazer diferença imediata na sua vida. Certamente isso vai aumentar o seu senso de controle sobre a sua vida e, consequentemente, sobre a sua felicidade.

Parabéns, pois se você está lendo este livro, está no caminho certo! Você está consumindo boas informações, evoluindo seu espírito e cuidando da sua saúde! Continue assim!

MALES DA ANSIEDADE E DA DEPRESSÃO

Nossa mente é muito complexa. A todo momento, somos inundados por pensamentos bons e ruins, o que é natural e saudável. Porém mesmo as pessoas mais animadas podem em algum momento da vida sofrer com depressão, ansiedade e outros distúrbios psicológicos.

Esses distúrbios, quando sem tratamento adequado, podem comprometer diretamente nossos relacionamentos, nosso trabalho e até mesmo nossa saúde física. Pessoas com ansiedade e depressão podem perder seus empregos, discutir com parentes sem necessidade e sofrer com tensões musculares, pressão alta e até infartar.

A grande vantagem é que esses distúrbios possuem tratamento. Assim que você perceber alguma alteração no seu comportamento, você pode procurar ajuda de um médico ou de um psicólogo. Na maior parte das vezes, quando mudamos a nossa forma de viver, essas alterações se estabilizam. Em alguns casos, os médicos podem indicar medicamentos para controle do humor. Tratando os sintomas, além de ter uma vida mais próspera e feliz, você previne uma série de outros problemas de saúde. Procure ajuda sempre que precisar.

ESTAMOS NA MELHOR ÉPOCA DA HISTÓRIA DO MUNDO

Quando li o livro *Sapiens: Uma breve história da humanidade*, do historiador Yuval Harari, tive a real noção que estamos na melhor fase da vida humana no planeta. Estamos vivendo mais tempo e com mais qualidade de vida, pois a medicina encontrou vacinas e tratamentos para muitas doenças. Com o avanço da civilização, é cada vez mais comum vermos ações humanitárias para diminuir a fome no mundo. Com a organização global, a quantidade de guerras e conflitos diminuiu muito e também a chance de termos uma morte violenta. Portanto, quando falamos em prosperidade, saúde e paz, podemos afirmar que este é o melhor momento que a humanidade já viveu na Terra. Se você precisa de mais evidências, pesquise sobre o avanço da expectativa de vida das pessoas. Aqui no Brasil, estamos vivendo em média 40 anos a mais que em 1920.

É claro que existem coisas ruins acontecendo em vários países e precisamos trabalhar para melhorar a saúde e segurança de todos. Porém temos que tomar cuidado para que o pessimismo não estrague nossa animação no dia a dia.

Na sua opinião, quais são as dez melhores vantagens de viver na época atual?

1. _____

2. _____

3. _____

4. _____

5. _____

6. _____

7. _____

8. _____

9. _____

10. _____

Lembro-me de uma conversa em que percebi uma mancha em um dos olhos da minha avó. Parecia uma cicatriz estranha que eu nunca tinha visto. Perguntei o que tinha acontecido e ela me contou que machucou o olho esquentando uma mamadeira para um de meus tios. Ela foi cortar a lenha para acender o fogão e um pedaço da madeira entrou em seu olho. Pensei em como as coisas mudaram de lá pra cá. Hoje, para esquentar uma mamadeira precisamos apenas de alguns segundos no micro-ondas. São inúmeras as vantagens de viver nesta época. Hoje temos telefone celular, podemos conversar com amigos e parentes por vídeo, temos aplicativos para fazer tudo, podemos chamar um motorista, fazer compras no mercado, até mesmo tirar fotos de maneira instantânea.

Além da tecnologia, você mesmo evoluiu com o passar dos anos. Você aprendeu muitas coisas durante a sua vida e os erros do passado viraram aprendizado, te tornando cada vez mais sábio. Considero uma pessoa sábia aquela que já superou problemas e encontrou formas de resolvê-los. Se você já teve que enfrentar grandes desafios na sua vida, pode ter certeza, você se tornou uma pessoa mais sábia.

BUSQUE A FELICIDADE E NÃO FUJA DA DOR

A maior parte das pessoas que eu conheço, quando percebe que algo ruim pode acontecer, trabalha para se afastar desse mal. O exemplo mais comum é de pessoas que começam a fazer exercícios depois de ter um ataque cardíaco, ou quando estão acima do peso e têm medo de passar vergonha no verão. Essas motivações realmente são fortes e fazem pessoas sedentárias começarem a se movimentar, mas sabemos que motivações positivas são mais saudáveis e sustentáveis. Veja como é mais legal se motivar e orientar suas ações por um motivo bom. Visualize um futuro saudável com disposição e energia e passe a perseguir essa meta!

Veja a figura a seguir. Quando você quer se afastar de um problema, qualquer caminho parece ser eficiente, só que nem sempre é esse o caminho em direção à felicidade.

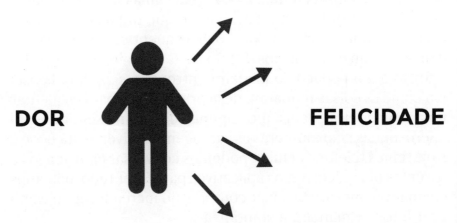

Há muitos caminhos para fugir da dor

Na figura seguinte, você consegue perceber que, quando o seu foco é a felicidade, além de se afastar da dor, você conseguirá realmente melhorar a sua vida.

Há um caminho definido para o seu objetivo de felicidade

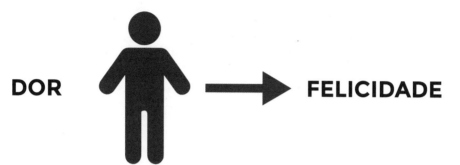

Algumas pessoas sem suporte e sem orientação, na tentativa de fugir da dor, não veem outra opção para solucionar seus problemas e, em casos extremos, tentam tirar a própria vida. Mas essa não é uma solução válida se você está orientado para buscar a felicidade. Portanto, se você está com dificuldade de alinhar seus pensamentos em direção à saúde e à felicidade, procure ajuda médica ou psicológica.

Se por acaso precisar de ajuda e não tiver acesso a esses profissionais, ligue grátis para o Centro de Valorização da Vida (CVV) discando 188 ou entre em contato pela internet pelo endereço eletrônico do CVV[3].

Com certeza, a orientação profissional vai te ajudar e você vai encontrar outras saídas para o problema que está enfrentando. Você é capaz disso!

O EXERCÍCIO FÍSICO COMO ALIADO

Existem inúmeras evidências de que o exercício físico pode nos ajudar no controle do humor, na redução da ansiedade e no tratamento da depressão. Um deles é o estudo "O exercício físico no tratamento da depressão em idosos: revisão sistemática".[4]

Atuando como professor de academia, já atendi vários alunos que me procuraram por prescrição médica, com indicação de exercício como tratamento de distúrbios como ansiedade e depressão. Mas você deve estar se perguntando qual é o melhor exercício para combater esses males? A resposta é simples: qualquer exercício pode te ajudar. Sugiro que comece caminhando ao ar livre. Com isso você já sentirá grandes benefícios.

Eu mesmo uso essa estratégia. Quando me percebo ansioso ou irritado, vou fazer alguma atividade física que eu goste, caminho, corro, ando de bicicleta. Às vezes vou até praticar escalada na academia. Sempre funciona!

ELOGIOS ANIMAM A ALMA

Saber receber elogios é tão importante quanto saber elogiar. Mas, por algum motivo, não fomos treinados para receber elogios. Talvez por timidez ou por medo de se sentirem arrogantes, algumas pessoas ficam constrangidas ou até criam alguma história para tirar o seu próprio mérito quando recebem elogios.

Encontrei uma amiga que há tempos não via. Quando cheguei perto dela, percebi que algo estava diferente. Ela estava mais bonita! Quando reparei que o cabelo estava chamando a atenção, logo falei: "Nossa, como o seu cabelo está bonito!". Ela respondeu: "Ah, eu nem lavei o cabelo hoje". Mas estava claro que ela tinha lavado o cabelo e escovado com todo o capricho, mas algo a impedia de receber um elogio. Com certeza você já ouviu, depois de elogiar a roupa de uma amiga, que aquela era uma roupa antiga ou que estava na promoção. Parece que existe alguma pressão cultural nos proibindo de receber elogios, não é mesmo? Mas isso não faz nenhum sentido.

Pior é quando nos dedicamos muito para alcançar algum objetivo, como mudar um hábito ou mesmo emagrecer. Então, quando um amigo fala "nossa, como você emagreceu", a gente responde "é impressão sua, é que estou usando roupa preta". Quando temos esse tipo de atitude, informamos ao nosso cérebro que algo está errado e que não somos merecedores desse resultado que batalhamos tanto para conseguir. Nós mesmos acabamos nos desmotivando.

Para interromper esse ciclo, aproveite cada elogio! Agradeça e informe a pessoa o quanto você se dedicou para ter aquele resultado elogiado. Quando alguém elogiar o seu cabelo, sua postura ou seu emagrecimento, diga: "obrigado, me dediquei bastante para ter este resultado". Se quiser receber ainda mais elogios, ao agradecer diga também que o elogio te motiva a continuar se dedicando. Você é merecedor de seus resultados! Receba os elogios como um prêmio que você realmente merece!

Se você recebe poucos elogios, pode começar a estimular elogiando sinceramente outras pessoas. Faça este teste: todas as pessoas que você conhece merecem algum tipo de elogio. Isso mesmo, todas, sem exceção, têm algum mérito ou qualidade que você pode elogiar. Comece a fazer isso e perceba a mágica acontecer. Se seus amigos não te elogiarem de imediato, saiba que com certeza você ganhará a simpatia deles.

EXPERIÊNCIAS VALEM MAIS QUE COISAS

As propagandas de televisão tendem a nos mostrar que a felicidade está diretamente relacionada à compra de bens materiais. Ficamos felizes quando compramos uma roupa nova, um relógio, ou um carro, mas, pense comigo, quando você compra uma roupa nova você realmente fica feliz? Por quanto tempo? Talvez por um mês ou talvez uma semana. Mas será que isso realmente é a nossa razão de existir?

Vamos pensar em outra situação. Quando você vai a uma festa com seus amigos, ou visita os parentes que mais gosta, certamente fica conversando e sorrindo com eles por horas. Isso te deixa feliz? Por quanto tempo? Tenho certeza de que quando você lembrar do encontro vendo uma foto ou vídeo, toda aquela emoção e felicidade voltarão à sua mente. É comum vermos pessoas sorrindo vendo alguma foto que lembre uma experiência boa que tiveram.

O pesquisador Dr. Thomas Gilovitch, professor de uma universidade dos Estados Unidos, passou anos pesquisando a relação entre a felicidade e o dinheiro gasto com bens materiais e com experiências. Podemos tender a achar que gastar com bens mais duradouros traria mais felicidade que gastar com experiências passageiras. Porém a conclusão do estudo é totalmente o contrário desse pensamento. Isso porque as experiências que vivemos se tornam partes de nós, e podemos partilhá-las contando para as outras pessoas. Já os bens que compramos ficam lá, parados, e nos adaptamos a essa nova compra em questão de dias. Além disso, mesmo uma experiência ruim pode se tornar uma história muito divertida para contar, enquanto que um bem pode simplesmente parar de funcionar.

Se você busca mais animação na sua vida, foque sua atenção nas experiências, viagens, encontros, e compartilhe suas histórias. Você vai perceber o quanto será mais feliz!

APRENDA COISAS NOVAS

Já contei aqui no livro que meu avô dava aulas de datilografia como voluntário em uma igreja. Mas quando ele percebeu que os alunos estavam mais preocupados em aprender informática a datilografia, ele correu para uma escola de informática e começou os seus estudos no computador. Além de exercitar a sua mente, logo aprendeu a utilizar as redes sociais e começou a localizar seus amigos de infância que estavam perdidos no mundo.

O mais engraçado dessa história é que seus amigos não tinham computador, mas ele conseguia esses contatos localizando filhos ou netos de seus amigos e na sequência pedia os números de telefone. Essa busca pelos amigos antigos se tornou um lazer que o fazia muito feliz. Você pode aprender o que quiser, pois hoje temos cursos *on-line*. Além disso, cursos presenciais também são importantes, pois você aprende algo novo e ainda vai conhecer novas pessoas também alinhadas com seu propósito de aprender.

PERMITA-SE SORRIR

Quando sorrimos, além de expressar nossos sentimentos, avisamos o nosso cérebro que estamos felizes, descarregando em nosso corpo muitos hormônios positivos. Esse mecanismo reforça nosso sentimento de felicidade.

Para sorrir mais, você pode começar a assistir a alguma comédia na televisão, conversar com um amigo engraçado, ir ao circo ou fazer algo de bom para outras pessoas.

Com isso, você percebe que,
quando a pessoa sorri agradecida,
você também retorna com um sorriso.

COMO A **DISPOSIÇÃO** ME AJUDA EM RELAÇÃO AOS OUTROS ASPECTOS DA RODA DA JUVENTUDE?

Quando você começar a se animar, vai perceber que várias outras áreas da sua Roda da Juventude serão afetadas positivamente:

- **Aliados** – Pessoas animadas possuem mais facilidade de encontrar amigos focados no mesmo objetivo.

- **Propósito** – Quando você está animado, possui mais energia para se levantar da cama e dedicar-se ao seu propósito.

- **Caminhada e exercícios físicos** – Animado, você conseguirá colocar seu corpo em movimento com muita facilidade.

- **Sono** – Conseguimos dormir melhor quando estamos mais animados e felizes.

- **Postura** – Nosso corpo é beneficiado ou prejudicado com nossa alteração de humor. Quando estamos deprimidos ou estressados, nosso corpo sofre, e quando estamos animados, nossa postura fica muito mais alinhada.

- **Alimentação e peso corporal** – Quando estamos tristes, desanimados ou ansiosos, é mais difícil mantermos nossa alimentação e nosso peso corporal. Animando-se, fica tudo mais fácil.

- **Flexibilidade** – Animado, nosso corpo se liberta. Quando estamos desanimados ou ansiosos, ele se contrai. Portanto, se você quer liberar seus movimentos e prevenir dores no corpo, pode começar a se animar!

SUGESTÃO DE NOVOS HÁBITOS:

1. Diário de bordo

Deixe uma agenda ou um bloco de anotações ao lado da sua cama e escreva todas as noites antes de dormir:

- O que você fez de bom hoje para você?

  Pode ser algo que aprendeu, uma atividade de lazer ou o que fez de bom para melhorar sua saúde.

- O que você fez de bom hoje para outras pessoas?

  Escreva o que fez de bom para ajudar o próximo. Pode ser elogios, palavras de apoio, tempo de atenção ou auxílio.

- O que você fará amanhã para te deixar mais feliz ou com mais saúde?

  Aqui você vai anotar as atividades que precisará fazer amanhã para se aproximar de seu objetivo.

2. Exercícios

Todos os tipos de exercício podem ajudar a melhorar o estresse e a ansiedade. Portanto comece a movimentar o seu corpo! Pode ser uma caminhada, aulas de dança, exercícios do canal do Aurélio no YouTube, alongamentos, ou qualquer outra atividade que faça você mexer o seu corpo.

3. Meditação

Se você nunca meditou, pode procurar na internet meditação para iniciantes. Siga as instruções e tente. Se não conseguir, insista mais um pouco ou tente outros vídeos. O benefício é fantástico.

4. Técnicas de respiração

Quando estamos ansiosos, as técnicas de respiração são excelentes! Comece respirando mais devagar, tentando inspirar em cinco segundos, segure o ar por mais cinco segundos e solte o ar lentamente em cinco segundos. Repita dez vezes esse exercício e perceba como você consegue se acalmar. Pesquise outros exercícios de respiração para acalmar a mente. Tenho certeza de que encontrará ótimas alternativas.

5. Tomar sol

O sol é vida! Aproveite os dias iluminados para caminhar ou apenas se sentar para receber essa energia fantástica. Quando ficamos expostos ao sol por alguns minutos, conseguimos nos sentir mais animados. É como se nossas baterias fossem recarregadas.

6. Dieta digital

Desconecte-se um pouco das notícias ruins da televisão. Liberte-se um pouco do celular, procure fazer atividades ao ar livre ou atividades manuais. Ler um livro também pode ajudar bastante.

7. Tenha um bom papo

Converse com pessoas legais. Marque um café, uma visita, ligue para amigos, marque jantares. Evite falar de coisas ruins. Se faltar assunto, fale sobre o conteúdo deste livro fantástico com dicas para melhorar a saúde.

8. Tenha atividades de lazer

Faça algo que você realmente goste, como cuidar da horta, trabalho social, cozinhar, passear. Permita-se ter prazeres saudáveis.

9. Fazer o bem para se sentir bem

Quando ajudamos as outras pessoas, automaticamente começamos a nos sentir bem. Experimente, você vai adorar!

10. Assista a filmes inspiradores

Vou sugerir alguns filmes que eu gosto muito:

- *João, o maestro*
- *Estrelas além do tempo*
- *Raça*
- *Preciosa – uma história de esperança*
- À procura da felicidade
- *Mãos talentosas – a história de Ben Carson*
- *100 metros*
- *A corrente do bem*
- *Uma mente brilhante*
- *O discurso do rei*
- *Gandhi*
- *Patch Adams – o amor é contagioso*
- *Apenas uma chance*
- *Até o último homem*

6
MELHORE SUA POSTURA!

(ASPECTO DA RODA: **POSTURA**)

> *Fique em pé reto como um pinheiro,*
> *sente-se como um sino,*
> *caminhe como o vento,*
> *deite-se como um arco.*
>
> (Provérbio chinês)

Este capítulo é perfeito para você que precisa melhorar o critério **Postura** na sua Roda da Juventude.

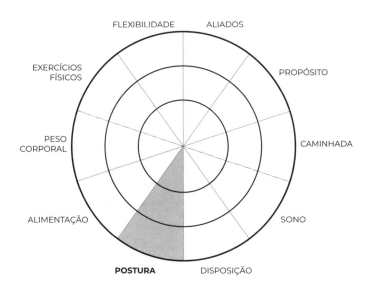

INTRODUÇÃO

A posição da nossa coluna diz muito sobre nós. Você vai se surpreender com as informações presentes neste capítulo. Mas, antes de começar a ler, peço que olhe com atenção a sua postura neste momento. Você está alinhado ou está completamente torto durante a leitura? Arrume sua postura para continuar lendo este capítulo.

CONSCIÊNCIA CORPORAL

Precisamos conhecer o nosso corpo, de dentro para fora e de fora para dentro. Quando você sente seus músculos, articulações e tendões, você está se conectando de dentro para fora. Quando você olha no espelho ou observa uma foto sua, está se conectando de fora para dentro. O ideal é fazer essas duas visões convergirem. Precisamos conhecer o nosso corpo em todos os nossos aspectos. Por algum motivo, perdemos essa conexão com o nosso próprio corpo, o que faz com que pequenas tensões musculares ou leves desvios em nossa postura passem despercebidos e acabem gerando deformações nos ossos, causando muita dor.

Neste momento te convido a fechar os olhos e a sentir o seu corpo. Respire fundo, perceba a sua postura, perceba se está sentindo alguma dor ou tensão muscular. Tente se alinhar de olhos fechados e mantenha essa postura por dez respirações lentas.

SUA POSTURA

Quando foi a última vez que você se olhou no espelho ou apreciou com cuidado uma foto sua para perceber a sua postura? Quando você olha para a posição do seu corpo, você vê uma postura feliz ou triste? Alinhada ou torta?

A BAILARINA

No restaurante que costumo almoçar durante a semana, normalmente encontro sempre as mesmas pessoas. Certo dia entrou pela porta uma mulher com aparência de uns 45 anos, muito bonita, que chamava muito a atenção. Eu reparei que várias pessoas ficaram olhando para ela, pois ela se destacava da multidão. Comecei a reparar o que ela tinha de diferente, se era o cabelo, a pele ou a roupa, mas aparentemente tudo isso era normal.

Quando ela se sentou na cadeira para almoçar, eu rapidamente percebi o que estava acontecendo e por que ela chamava tanto a atenção. Ela se sentou sem apoiar as costas no encosto da cadeira, com um alinhamento exemplar. Além disso, ela não apoiou os braços na mesa. Era uma postura digna de uma bailarina. Essa postura demonstrava uma autoestima e uma segurança acima da média, além de uma ótima saúde. Nesse momento eu entendi que existem várias maneiras de se tornar mais elegante, e que a postura é uma das mais importantes.

MANTER A POSTURA EXIGE ESFORÇO

Perceba que para manter a postura precisamos fazer muito esforço. É preciso contrair os músculos para que o corpo fique alinhado, e podemos até cansar. A boa notícia é que, com o passar do tempo, nosso corpo se acostuma com a postura correta e você não precisará mais fazer tanto esforço para mantê-la. É uma questão de treino e adaptação.

COMO É A POSTURA IDEAL?

É o alinhamento de nosso corpo e articulações com o objetivo de equilibrar o efeito da gravidade sobre nosso corpo, economizando energia e preservando todas as estruturas de maneira harmônica. Essa postura deve ser mantida em qualquer posição: em pé, deitado e sentado, manter o alinhamento ideal evita deformidades e o surgimento de dores.

A POSTURA TE DEIXA MAIS JOVEM OU MAIS VELHO

Quando observamos a postura de alguém, podemos sugerir a idade, pois existe uma relação entre a má postura e o envelhecimento natural. Quando estamos com a cabeça projetada para frente, fazendo aquela corcunda nas costas, parecemos mais velhos. Quando alinhamos a nossa postura, parecemos mais jovens instantaneamente. Todos nós podemos adequar a nossa postura para parecer mais jovem, reduzir as dores no corpo e melhorar a nossa qualidade de vida. Além disso, pessoas com a postura mais alinhada parecem mais elegantes e mais bonitas. Anime-se para dedicar-se à sua postura, pois vale a pena!

SUA POSTURA É TRISTE OU FELIZ?

Nossas emoções influenciam muito a nossa postura, pois o corpo comunica nosso estado de espírito. Pessoas deprimidas normalmente têm uma postura mais tímida, introvertida, triste. Pessoas felizes e com boa autoestima possuem uma postura mais imponente, mais alinhada e visivelmente mais saudável. A nossa postura pode refletir o que temos por dentro, mas, ao mesmo tempo, pode também ser uma forma de mudarmos nosso humor, de fora para dentro. Existem fortes evidências de que, quando melhoramos a postura, nossa autoestima também melhora.

É NORMAL FICAR COM A COLUNA TORTA?

Ficar com a coluna torta é cada vez mais comum e parece que estamos nos acostumando com esse problema. A grande questão é que, além do fator estético, essa alteração postural pode trazer comprometimento para a nossa saúde, interferindo diretamente na nossa qualidade de vida. Para termos uma boa postura, devemos saber quais são os fatores que mais influenciam nela e como corrigi-los para conquistarmos uma longevidade saudável.

IDADE

Com o tempo, o efeito da gravidade e o envelhecimento natural do nosso organismo podem causar alterações posturais. Além disso, existem alguns problemas de saúde que podem acelerar esse processo. Essas são causas que não podemos evitar, mas a boa notícia é que os maiores influenciadores são facilmente controláveis com conhecimento e disciplina.

PROBLEMAS EMOCIONAIS

Olhando para a postura das pessoas conseguimos identificar se ela está deprimida, ansiosa ou feliz. Dessa forma, se você pretende ter uma boa postura, deve cuidar de suas emoções e de seu humor. Caso tenha algum sintoma de depressão, ansiedade ou angústia, procure ajuda, assim conseguirá ser mais feliz e com boa postura. Para ter mais informações a respeito, dedique algum tempo para executar as tarefas do capítulo **Anime-se!**

FALTA DE MÚSCULOS

Nossa musculatura é responsável por produzir movimento e também por manter nossa postura. Quando perdemos essa massa muscular, temos muita dificuldade de manter nosso corpo alinhado. A perda muscular acontece normalmente quando não estamos nos exercitando como deveríamos ou também não estamos nos alimentando bem. Se você se dedicar um pouco nos capítulos **Coma bem!** e **Exercite seus músculos!**, vai perceber uma grande melhora no alinhamento da sua postura.

FALTA DE FLEXIBILIDADE

Músculos encurtados possuem maior dificuldade de gerar movimento. O encurtamento muscular causa dor e leva à má postura, pois gera tensão e causa desequilíbrio no corpo, afetando diretamente sua postura. No capítulo **Estique-se!** você encontrará muitas instruções para te auxiliar e libertar seus movimentos.

POSIÇÃO ANTI DOR

Em alguns momentos da nossa vida, é comum sentirmos dor por alguma lesão. Quando essa lesão permanece no nosso corpo por muito tempo, é comum alterarmos a postura para encontrar uma posição que cause menos dor. Mas quando você fica muitos dias compensando sua postura em vez de resolver o real problema que está causando a dor, a alteração pode comprometer outras estruturas que estavam boas.

Se tiver alguma lesão ou sentir alguma dor que persista por muito tempo, procure ajuda e trate a causa.

MÁ POSTURA

Essa é uma das principais causas da alteração de nosso corpo. Quando ficamos muito tempo em uma posição errada, nos viciamos nela, e ela se torna natural. Quando você cria o hábito de se sentar com a coluna torta enquanto assiste à televisão, quando anda com a cabeça baixa olhando para o chão ou mexendo no celular, seu corpo se acostuma e grava como sendo a posição natural do seu corpo. Neste capítulo vou te dar várias dicas para corrigir esse problema, para que você consiga manter a sua postura elegante e saudável.

MAS POR QUE A POSTURA É TÃO IMPORTANTE ASSIM?

A postura incorreta em um futuro próximo pode causar deformações e dor. Essa dor pode ser passageira, mas em casos sem tratamento, pode se tornar crônica. Quando sentimos muita dor, temos dificuldade de executar tarefas simples da nossa vida, como dormir, passear ou mesmo trabalhar, causando desânimo e até depressão. Portanto o cuidado com o alinhamento do seu corpo é fundamental para que você consiga ser jovem por muito mais tempo e livre de dores no corpo. Alinhe sua postura agora mesmo!

PREVENÇÃO

Você já deve ter ouvido falar sobre a manutenção preventiva que é realizada periodicamente nos carros. É uma condição para manter a garantia dos carros novos e para termos mais segurança. Nessa revisão são realizados vários ajustes no carro, como alinhamento, balanceamento, troca de óleo, entre outros.

Quando essas revisões são esquecidas, um pequeno desvio nas rodas pode gerar um desgaste prematuro dos pneus e até a quebra de algum componente importante da direção. Quando o óleo não é trocado periodicamente, pode provocar a fundição do motor, o que causa grande prejuízo. Em alguns casos, isso pode levar um carro novo ao ferro-velho para vender as peças que restaram.

Já tive vários alunos que estavam superatentos a essas revisões em seus veículos. Eles colocavam esse evento na agenda para manter a segurança e prevenir gastos desnecessários. Porém, esses mesmos alunos se esqueciam de ir ao médico para fazer consultas periódicas, realizar os exames preventivos. Ou, quando voltavam do médico, esqueciam de pôr em prática todas as recomendações preventivas para manter a sua saúde.

Assim como no carro, essas consultas médicas servem para identificar algum problema de maneira precoce e corrigi-lo antes de se tornar um problema maior ou até irreversível. Assim como não devemos esperar o motor do carro travar para levá-lo ao mecânico, não devemos esperar a nossa coluna travar para procurar ajuda.

MEDICINA ORIENTAL

Logo que me formei em Educação Física, fiz um curso de medicina tradicional chinesa. Lá tive aula com um professor acupunturista chinês. Esse professor contou que, na China, quando alguém começa a desenvolver alguma dor, mesmo que pequena, ela recorre ao acupunturista ou ao massagista para ver o que está acontecendo. Esse profissional orienta a postura, faz alongamentos, massagens e informa quais hábitos devem ser alterados para resolver o problema. Esse mesmo professor, quando veio ao Brasil, se assustou com o comportamento dos seus pacientes, pois os brasileiros só procuravam a ajuda dele quando estavam totalmente travados. Muitas vezes os pacientes já tinham ido ao médico, tinham recomendação de cirurgia, mas esperavam que ele fizesse algum milagre com suas agulhas. É comum na cultura oriental cuidar mais da prevenção, pois prevenir é sempre melhor e mais barato do que remediar.

GREGOS

Hipócrates, médico grego considerado o pai da medicina, disse: "Antes de curar alguém, pergunte-lhe se está disposto a desistir das coisas que o fizeram adoecer".

Se você sente alguma dor causada por má postura, tratá-la apenas com medicamentos e continuar com o mesmo comportamento não ajudarão e provavelmente essa dor retornará, até que você decida agir sobre a sua causa.

DICAS PARA A POSTURA CORRETA

- **Como ler ou usar o celular**

Tente manter a sua coluna alinhada. Você pode colocar uma pequena almofada nas costas para ajustar a coluna, e também apoiar os cotovelos de maneira que não precise abaixar sua cabeça. Lembre-se, você não precisa levar a sua cabeça para frente. Em vez disso, traga o celular em direção ao rosto.

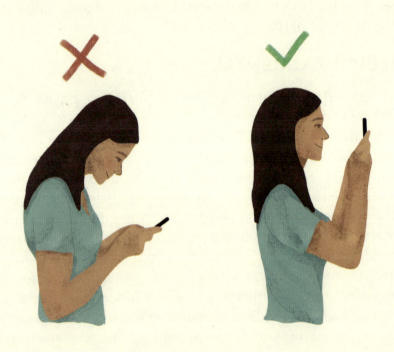

- **Como se sentar corretamente**

Sente-se com a coluna alinhada. Se possível, coloque uma pequena almofada apoiando a coluna para manter a curvatura natural da lombar. Quando você mantém a coluna torta na posição sentada, você comprime os discos, o que pode gerar até uma hérnia de disco. Tome cuidado!

Fique de olho na postura correta ao permanecer muito tempo sentado

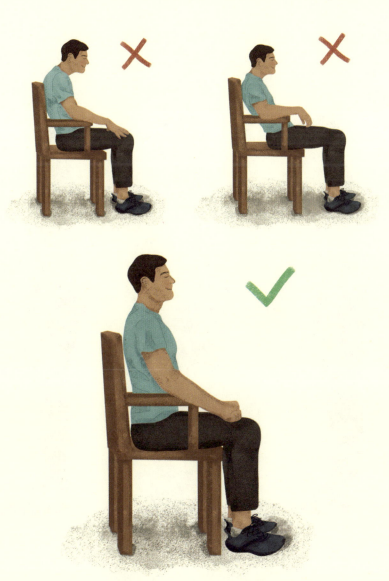

- **Como caminhar**

    Mantenha sua coluna alinhada. Evite ficar olhando apenas para o chão. Levante a sua cabeça e abra o seu peito, ande como se estivesse com a autoestima elevada. Isso vai fazer muito bem para o seu humor e para sua coluna.

Caminhe com a cabeça erguida e peito aberto

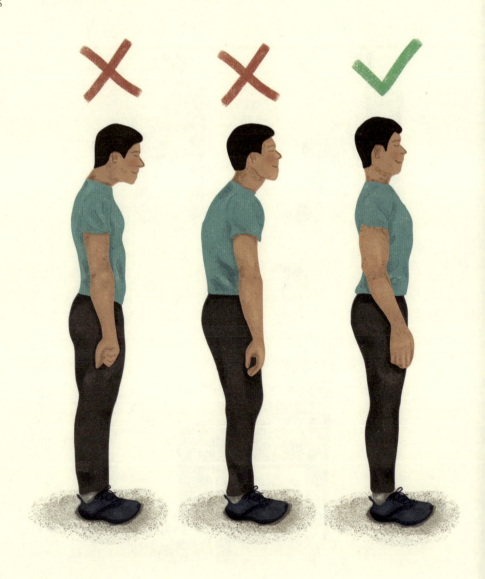

- **Tarefas domésticas**

Quando estamos lavando louça, limpando a casa ou fazendo qualquer trabalho repetitivo, precisamos cuidar do nosso alinhamento. Tenho certeza de que você já viu alguém reclamando de dor nas costas após lavar a louça. Comece a reparar na sua postura. No começo você pode sentir um desconforto, mas assim que sua musculatura se adaptar, vai ficar muito mais fácil.

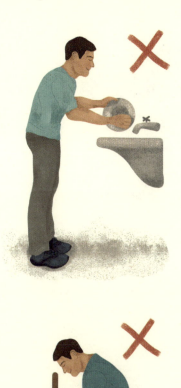
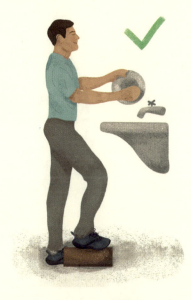
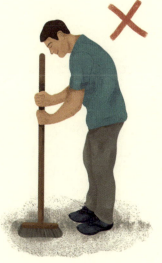
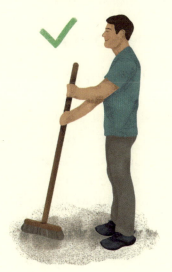

- **Levantamento de carga**

Um dos momentos mais críticos para causar lesões em nossa coluna é durante o levantamento de cargas do solo. Se você curvar a coluna, pode causar uma lesão, portanto flexione os joelhos e mantenha a coluna alinhada. Além de fortalecer suas pernas, esse movimento vai preservar a sua coluna.

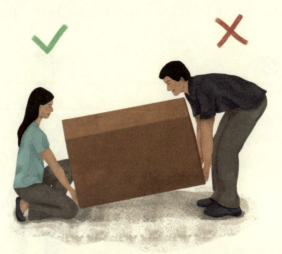

Todas as tarefas domésticas são consideradas atividades físicas. Quando elas são realizadas de maneira correta, além de prevenir dores e lesões, mantêm o nosso corpo ativo, fortalecendo nossos músculos e melhorando a nossa saúde.

QUEM PODERÁ AJUDAR?

Uma dúvida muito comum é quem conseguirá nos ajudar! Onde procurar ajuda? Com médico, fisioterapeuta ou profissional de Educação Física?

Os médicos conseguem fazer um diagnóstico preciso. Quando você estiver travado ou com muita dor, eles também possuem ferramentas fantásticas para alívio imediato dessas crises por meio de medicamentos. Em alguns casos mais graves, podem indicar a realização de cirurgias. Os fisioterapeutas, além do tratamento da dor, conseguem, por meio de técnicas específicas, corrigir a sua postura. Os profissionais de Educação Física atuam principalmente na prevenção, com fortalecimento e alongamento muscular, realizando orientação postural.

EXERCÍCIOS POSTURAIS

Como passamos a maior parte dos nossos dias sentados ou deitados, perdemos a força e a flexibilidade dos músculos e isso altera nossa postura. Existem vários exercícios que podem te ajudar, vou colocar aqui no livro os quatro melhores exercícios que eu utilizo com meus alunos.

1. Alongamento

Você pode fazer esse exercício sempre que ficar muito tempo sentado, deitado ou executando uma tarefa em pé. Alongar-se compensa a tendência que temos de encurvar as costas para a frente.

Com as mãos na região da cintura, olhando para o teto, abra o peito e inspire e expire o ar lentamente. Tente manter essa posição por pelo menos 30 segundos. Repita por três vezes seguidas.

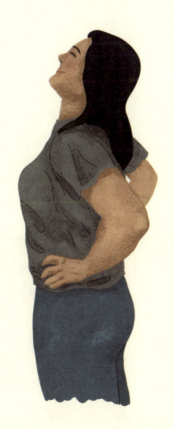

2. Fortalecimento cervical

Esse exercício fortalece a região do pescoço e base da cabeça e compensa a posição de incliná-la para a frente que adotamos, por exemplo, quando estamos lendo ou mexendo no celular.

Encoste seu corpo todo na parede e dê um passo pequeno à frente, mantendo apenas a cabeça encostada na parede, de maneira que o corpo fique alinhado. Mantenha essa posição por 30 segundos para fortalecer a musculatura cervical.

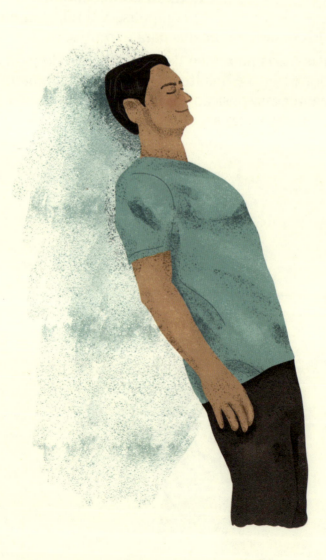

3. Fortalecimento abdominal

O abdômen é fundamental para manter uma boa postura. Mantendo-o contraído, endireitamos as costas e damos mais apoio para a coluna.

Com as mãos apoiadas na parede, afaste-se dando dois passos pequenos para trás. Mantenha as mãos apoiadas na parede, contraia o abdômen puxando o umbigo para dentro e empurrando a parede ao mesmo tempo. Respire lentamente e mantenha a posição por até um minuto. Repita o exercício três vezes todos os dias.

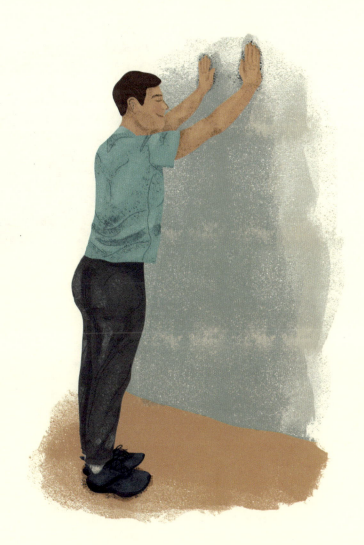

4. Fortalecimento glúteo

A região do bumbum, chamada região glútea, é fundamental para uma boa postura, pois serve de base para a lombar.

Deitado no chão, apoie seus pés próximos aos glúteos. Levante o quadril e mantenha o mais alto que conseguir por até um minuto. Repita três vezes todos os dias.

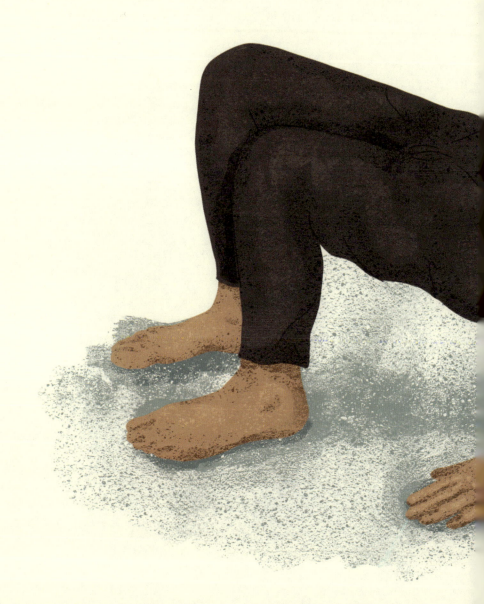

Para te ajudar, criei no meu canal do YouTube vários vídeos com exercícios específicos para "acordar" esses músculos que ficam preguiçosos e melhorar a sua postura. Também gravei vídeos com fisioterapeutas e médicos com dicas sobre o tratamento e o que fazer no momento de dor. Pesquise no YouTube por: Aurélio Alfieri Postura.

Se você realmente quer melhorar a sua postura, vai precisar de dedicação. Você precisará repetir os exercícios indicados aqui todos os dias, por pelo menos um mês, para perceber os resultados. Tenha certeza de que valerá a pena!

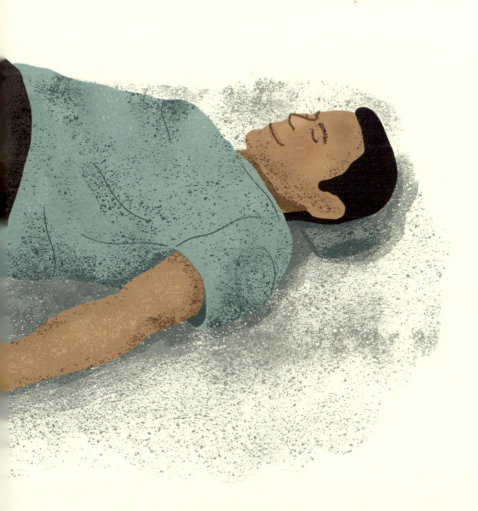

COMO A **POSTURA** ME AJUDA EM RELAÇÃO AOS OUTROS ASPECTOS DA RODA DA JUVENTUDE?

- **Caminhada** – Com a postura alinhada, você conseguirá caminhar maiores distâncias, pois não sentirá dor por conta da postura incorreta.

- **Sono** – Se você está com a postura incorreta e costuma sentir dores no corpo, provavelmente tem dificuldade para dormir. Quando melhorar a postura e corrigir esse problema, você conseguirá dormir melhor.

- **Animação** – Da mesma forma que as emoções moldam nossa postura, quando alinhamos o nosso corpo, também afetamos a nossa mente. Ao fazer exercícios posturais e ao alinhar a postura, você se sentirá com mais autoestima.

- **Peso corporal** – Se você acha que sua barriga está grande, a postura pode te ajudar instantaneamente. Por mais que não tenha grande relação com o peso corporal, quando fortalecemos o abdômen e alinhamos a coluna, o formato do nosso corpo muda. Você consegue facilmente fazer esse teste no seu espelho. Deixe a musculatura da sua barriga solta e logo depois contraia e melhore sua postura. A diferença é fantástica.

- **Exercícios físicos** – Para executar todos os exercícios corretamente, desde uma simples caminhada até os exercícios mais complexos da musculação, precisamos manter a postura para evitar problemas futuros. Se você já possui essa consciência, conseguirá avançar nos treinos com maior segurança.

SUGESTÃO DE NOVOS HÁBITOS:

- **Use o espelho**

Vá até um espelho e preste atenção na sua postura. Se necessário, contraia o abdômen e alinhe sua coluna. Faça isso sempre que necessário.

- **Peça ajuda para seus amigos**

Solicite para algum amigo ou parente tirar fotos de você quando estiver distraído para avaliar a sua postura. Veja se você está sentado ou andando corretamente. Se tiver dúvidas, veja as figuras que coloquei neste capítulo. Pode também solicitar para eles que te chamem a atenção quando você estiver com a postura incorreta.

- **Faça exercícios posturais**

No meu canal do YouTube, você encontrará dezenas de vídeos com exercícios simples para alongar e fortalecer seus músculos em casa. Pesquise no YouTube por: Aurélio Alfieri Postura.

QR Code 2 – Lista de vídeos com exercícios para a postura no canal do Aurélio

PROCURE AJUDA PROFISSIONAL

Se já estiver com a postura muito alterada e sentindo dor ou desconforto, procure um médico para um diagnóstico mais preciso e siga suas orientações.

COLOQUE LEMBRETES PELA CASA

Espalhe por sua casa pequenos bilhetes por onde você normalmente fica com má postura. Pode ser na pia da cozinha, no sofá da sala ou mesmo em sua cadeira de trabalho. Com o tempo, você se acostuma com a postura alinhada e não precisará mais deles.

LEIA OS CAPÍTULOS RELACIONADOS E EXECUTE AS TAREFAS

Neste livro você encontrará dois capítulos diretamente relacionados à postura: **Fortaleça os músculos** e **Estique-se**.

Leia-os com atenção e
comece a executar as tarefas.

7
COMA BEM!

(ASPECTO DA RODA: **ALIMENTAÇÃO**)

A fome é uma péssima conselheira.

(Ditado popular)

Este capítulo é perfeito para você que precisa melhorar o critério **Alimentação** na sua Roda da Juventude.

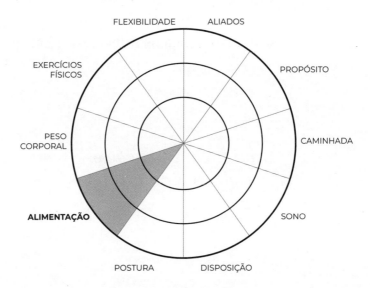

"Saco vazio não para em pé". Ouvi essa frase durante toda a minha infância! É que eu não era muito interessado por comidas salgadas, porque assim sobrava mais espaço para os doces. Quem me conhece sabe que eu tenho uma quedinha por açúcar. Durante toda a minha vida, venho controlando esse hábito para não ultrapassar os limites saudáveis.

Você deve estar pensando: "mas o Aurélio come doces, como assim? Ele parece ser uma pessoa muito saudável". Para ser saudável, não precisamos ser radicais e eliminar todos os nossos prazeres da vida, e sim ter controle e moderação. Como todas as pessoas, tenho minhas tentações. E garanto que você também tem as suas. Neste capítulo, vou te mostrar algumas formas que encontrei para manter o equilíbrio alimentar na minha vida de maneira prática e sem radicalismos.

ALIMENTOS PODEM SER O SEU REMÉDIO OU O SEU VENENO

Dependendo da quantidade ou da qualidade do que você come, você pode ficar curado de algumas doenças ou até cultivar mais doenças dentro de você.

O açúcar é uma fonte de energia, mas, se você comer açúcar com frequência, pode desenvolver diabetes. Um pouco de sal ajuda na regulação da pressão arterial, mas se for consumido em excesso pode levar à hipertensão. Com as gorduras também é assim. Se você cortar totalmente os alimentos gordurosos, pode não absorver algumas vitaminas fundamentais ou até ter problemas hormonais. Porém, se você comer muita gordura de origem animal, ela se acumula nas paredes das artérias do coração e pode provocar um ataque cardíaco. Se você comer frutas e verduras com variedade, pode prevenir câncer, obesidade, problemas no coração, intestino, fígado, entre outros.

O que você coloca na boca vai sim determinar como será a sua saúde. Você escolhe: quer cultivar saúde ou doença na sua vida?

Alguns anos atrás, atendi uma aluna que sofria de depressão e estava tomando remédios fortes para conseguir ter uma vida quase normal. Nós fazíamos exercícios ao ar livre para melhorar o humor, mas estava um pouco difícil continuar com os treinos. Frustrado com o resultado, pedi para que ela consultasse um endocrinologista. Depois de fazer alguns exames, foi detectada uma carência de vitamina B12, pois ela estava com baixa ingestão de proteína animal. Foi só tomar um suplemento específico que o humor dela melhorou muito.

Ao eliminarmos totalmente da nossa dieta algum nutriente importante, como proteína animal, carboidratos ou qualquer outro alimento, precisamos de acompanhamento de um médico ou nutricionista para encontrar uma maneira de o nosso corpo continuar trabalhando em equilíbrio. No caso da minha aluna, se ela estivesse fazendo esse acompanhamento desde o início, talvez não tivesse passado pelos sintomas da depressão por tanto tempo.

POR QUE COMEMOS TÃO MAL?

Com a correria dos dias modernos, caímos na tentação de consumir alimentos industrializados. Eles já vêm prontos e são tão fáceis de serem consumidos, basta abrir o pacote. E são tão saborosos! A grande questão é que, com esse sabor, muitos outros aditivos são colocados na comida. Pense: na sua cozinha, quando você faz um alimento e ele fica para o dia seguinte, já perde um pouco de sabor. Se já se passaram dois ou três dias, provavelmente ele vai estragar. Já aquele salgadinho de pacote tem uma validade de meses. Ele vai passar um tempão na prateleira antes de ser consumido. Para manter as características por tanto tempo, foi necessário adicionar muitas substâncias a esse alimento. São conservantes, estabilizantes, corantes, aromatizantes, aditivos químicos, muito açúcar e sal. Tudo isso provoca um desequilíbrio no nosso organismo, pois perdemos o controle sobre o que estamos comendo. Não sabemos o que tem ali dentro, e a lista dos ingredientes é tão grande, com letras tão pequenininhas, que nem nos animamos a ler.

Se você quer dar um grande passo em direção à sua saúde, a primeira dica é começar a **desembalar** menos e a **descascar** mais. Quando trocamos um alimento que veio empacotado da indústria por um alimento natural que só é preciso descascar, além de economizar dinheiro, ganhamos saúde.

QUANDO JÁ TEMOS ALGUM PROBLEMA DE SAÚDE

Pessoas que possuem pressão alta, alergias, intolerâncias, diabetes ou qualquer outro problema de saúde, devem tomar mais cuidado ainda com a alimentação. Alguns alimentos podem agravar a doença e reduzir muito a qualidade de vida. Portanto a principal recomendação é seguir as orientações do seu médico ou nutricionista quando é preciso mudar a alimentação em relação a uma doença crônica. A dica, nesses casos, é procurar novas receitas e informações de fonte confiável, como associações de diabéticos, celíacos, e outras pessoas que estão enfrentando o mesmo problema que você. Com certeza, vai ser preciso encontrar novas lojas especializadas nos alimentos especiais que você poderá comer.

PEQUENAS MUDANÇAS PODEM FAZER GRANDES EFEITOS

O SAL

O sal está presente na nossa vida muito mais do que imaginamos. Ele está em tudo, até mesmo nos doces industrializados. O sal é colocado nesses alimentos com o objetivo de melhorar o sabor e também como forma de conservá-los. Parece bom, mas quando consumimos de maneira exagerada, podemos desenvolver doenças crônicas como hipertensão, doenças cardiovasculares e problemas renais.

Nós, brasileiros, consumimos duas vezes mais sal do que o limite máximo recomendado pela Organização Mundial da Saúde. Portanto, para vivermos mais tempo e com saúde, o sal deve ser reduzido.

Para manter o sabor dos alimentos com redução do sal, tente variar nos temperos naturais como cebola, limão, orégano, páprica, cúrcuma, alho, entre outros. Esses temperos vão dar ainda mais sabor aos seus alimentos e com muito mais saúde.

Por curiosidade, eu não tenho o costume de adicionar sal nos alimentos. Me acostumei a comer sem sal e a usar temperos naturais. O paladar vai se acostumando com menos sal. É simplesmente uma questão de costume. Experimente!

O AÇÚCAR

Como falei no início do capítulo, tenho uma forte vontade de consumir doces. Acho até que sou meio "viciado" em açúcar. Durante a faculdade, pude entender o quanto o excesso de açúcar pode fazer mal para a minha saúde. Pensando em melhorar meus hábitos e perder umas gordurinhas que estavam aparecendo na minha barriga, resolvi fazer um experimento. Fiz o desafio 30 dias sem açúcar.

A ideia era ficar 30 dias sem comer nada que tivesse adição de açúcar refinado. O objetivo era entender o que eu poderia comer e o que aconteceria com o meu corpo. Nesse período, eu poderia continuar comendo carboidratos. Eliminei apenas aquele açúcar que vem da cana, que adicionamos no café e que está na preparação de bolos, tortas, sorvetes e refrigerantes. As frutas estavam liberadas e eu poderia comer massas e pães que não continham açúcar na composição.

Para que realmente funcionasse, comecei o desafio fazendo um compromisso público. Informei a todas as pessoas próximas a mim que eu não ia mais comer açúcar, e também postei em minhas redes sociais, pois assim minha responsabilidade em concluir o desafio ficaria ainda maior.

Eu já sabia quais eram os alimentos com açúcar, mas, mesmo assim, resolvi ler a composição de tudo que eu comia. Para minha surpresa, encontrei açúcar até nos ingredientes do ketchup! Fiquei muito assustado, pois achava açúcar em quase tudo. Perto do meu trabalho, os locais que eu frequentava para tomar o meu café da tarde tinham muitos doces que eu gostava nas prateleiras. Para não ficar maluco, comecei a levar frutas ao trabalho e evitar ir a esses cafés. Outra estratégia que usei foi eliminar da minha despensa tudo que tinha açúcar, pois, se em algum momento da noite eu tivesse vontade de comer doce, só teria a opção da fruta.

Minha maior dificuldade foi tomar café e chá sem açúcar, pois o sabor era completamente diferente do que eu estava acostumado. Tudo parecia mais amargo.

Alguns dias depois, senti que a alimentação começou a ficar mais fácil. Fui me acostumando à nova dieta. Na segunda semana, parecia que aquela vontade de comer doce tinha diminuído e eu não sentia mais tanta falta. Parece que, quanto mais tempo ficamos sem o açúcar, menor é a nossa vontade de consumir, enquanto que, quanto mais consumimos, maior é a vontade de continuar consumindo.

O resultado do experimento foi interessante. Após duas semanas sem açúcar na minha vida, o sabor das frutas ficou cada vez melhor. Eu conseguia perceber até o sabor doce da cenoura! Na verdade, eu nem sabia que a cenoura era doce. Tudo passou a ter mais sabor e ficou mais gostoso. Em um mês, eu consegui eliminar dois quilos de gordura do meu corpo. Parecia mágica!

E aí, como ficou a minha vida após o desafio?

Como não sou radical, voltei a ingerir açúcar com moderação. Mas agora não preciso mais colocar açúcar no café nem mesmo no chá, pois aprendi quais chás eu mais gosto. Comecei a colocar um pouco de leite no café, tornando-o mais gostoso para o meu paladar. Mantive a minha despensa livre de doces. Hoje, quando tenho muita vontade de comer algo com açúcar, tenho que sair de casa. Vou até uma padaria e compro um doce pequeno, saboreando bem cada mordida. Assim fica mais fácil me controlar em casa.

Resolvi colocar essa minha experiência no livro para que você consiga entender que temos sim certa dependência do açúcar. Quanto mais consumimos, maior vai ser nossa vontade em comer novamente. Mas apenas algumas semanas sem comer açúcar refinado já são suficientes para que essa vontade diminua. Além disso, você descobrirá outros sabores que nunca tinha percebido antes.

DOCES CASEIROS

Meu irmão gosta muito de cozinhar. Em um momento da sua vida, ele resolveu experimentar reproduzir as receitas dos doces de família. Logo que ele começou a cozinhar, se assustou com a quantidade de açúcar que era adicionada nas receitas. Por sua conta, ele resolveu diminuir pela metade a quantidade de açúcar na elaboração dos doces. O resultado foi fantástico, pois ninguém percebeu a diferença, e todos em casa reduzimos pela metade o consumo de açúcar a partir da atitude do meu irmão.

NUTRIENTES ESSENCIAIS PARA A NOSSA VIDA

Para que nosso organismo funcione em equilíbrio, precisamos dar a ele todos os nutrientes fundamentais. Podemos dividir esses nutrientes da seguinte forma:

1. Proteínas

É um elemento fundamental para o funcionamento do nosso sistema imunológico e para a reconstituição de nossas células, principalmente das fibras musculares. A carência na ingestão de proteínas, além de provocar perda da massa muscular, nos deixa mais propensos a doenças oportunistas. Quando isso acontece, um médico ou nutricionista pode prescrever algum tipo de suplemento para aumentar o consumo de proteínas. Isso é comum em atletas e até mesmo em idosos que precisam desenvolver mais ou manter a massa muscular.

As principais fontes de proteínas são encontradas em alimentos de origem animal: carnes, ovos, peixes e leite. Além disso, podemos encontrar vários vegetais ricos em proteína como: soja, lentilha, feijão, entre outros. Caso você opte por ter uma dieta vegetariana, é recomendável fazer acompanhamento de um médico ou nutricionista para equilibrar a quantidade de proteína e avaliar a necessidade de suplementar algumas vitaminas.

2. Carboidratos

São as substâncias que fornecem a maior parte da energia que o nosso corpo consome. Eles estão presentes nos cereais, farinhas, açúcar, mel, e normalmente têm origem vegetal. Quando não consumimos alimentos ricos em carboidratos, o nosso corpo acaba tendo que retirar energia de outras fontes, como as proteínas. Esse processo acaba reduzindo nossa massa muscular. Portanto, é muito importante ter uma alimentação balanceada.

3. Lipídios

São as moléculas de gordura e formam parte do nosso reservatório de energia, além de ajudar a regular a temperatura do nosso corpo e a formar estruturas que protegem órgãos importantes. Eles estão presentes em alimentos de origem vegetal, como o abacate, o azeite de oliva, as nozes, ou em alimentos de origem animal, como a banha de porco, a manteiga e carnes com muita gordura.

4. Água

A maior parte do nosso corpo, 70% do nosso peso, é formado de água. Ela é fundamental para o funcionamento de todo o nosso organismo. Sem água não existe vida! A boa hidratação mantém a nossa saúde e a nossa imunidade. Quando estamos gripados, a primeira recomendação médica é tomar bastante água, pois assim fica muito mais fácil eliminar todas as substâncias tóxicas do nosso corpo. É como uma verdadeira faxina interna.

Quando está faltando água para os sistemas vitais do nosso corpo, ele retira água de nossa pele e de outros sistemas não tão vitais, fazendo com que a nossa pele fique ressecada e envelheça ainda mais rápido. Portanto, se quiser manter a sua pele jovem por mais tempo e o seu corpo livre de impurezas, tome mais água.

Uma informação muito interessante é que a água tem a capacidade de eliminar os sais que estão em excesso em nosso corpo. Isso nos ajuda a desinchar. Por incrível que pareça, se você estiver com retenção hídrica e tomar água, você conseguirá reduzir o inchaço.

Para nosso intestino funcionar bem, além de ingerir fibras, precisamos tomar muita água para que as fezes não fiquem ressecadas. Tomando mais água, seu intestino vai conseguir manter a umidade suficiente para que você tenha ciclos digestivos melhores.

Precisamos tomar água com frequência e não apenas quando estamos com sede. Quando nosso corpo pede água, é sinal de que ela já está em falta. Então não espere seu corpo pedir. Beba água como um hábito saudável, pois quando estiver com sede pode ser que já esteja desidratado.

Durante uma viagem com a minha avó, reparei que ela recusava água todas as vezes que eu oferecia. Quando perguntei o motivo, ela falou que não queria ir ao banheiro para fazer xixi. Fiquei assustado, pois a desidratação aumenta o risco de trombose. Somando isso a uma longa viagem, em que ficamos sentados, o risco fica ainda maior. Por esse motivo, mantenha-se sempre bem hidratado durante todas as longas viagens.

Uma ótima forma para saber se você está precisando tomar água é verificando a cor do xixi. Quanto mais claro e transparente, melhor é a sua hidratação. Se estiver amarelo e escuro, tome mais água, porque é um sinal de que você está precisando.

Para uma hidratação perfeita, prefira beber água pura. Muitas vezes vejo pessoas com sede tomando refrigerantes ou bebidas alcoólicas, o que é uma péssima escolha. Essas bebidas, além de não hidratarem adequadamente, podem te fazer muito mal e aumentar a sua necessidade de beber mais líquido.

VAMOS FAZER UM EXPERIMENTO?

Você tem ideia de quanto de água você tomou ontem?
Escreva aqui sua estimativa:

Agora, experimente fazer o seguinte: escolha um dia normal para você, um dia de semana, e faça o seguinte: desde manhã, a cada vez que você for beber água pura, encha o copo com o equivalente ao que você tomou e despeje em uma outra garrafa. A ideia é chegar no fim do dia e medir quanto de água você efetivamente tomou.

Certamente, ao fazer esse experimento, você vai ter mais consciência da quantidade de água que está bebendo por dia.

Para ter a certeza de que vai consumir pelo menos dois litros de água por dia, sugiro pegar uma garrafinha de 500 ml e tomar sempre dessa garrafa. Quando já tiver tomado ao menos quatro dessas garrafas, aí você vai ter a certeza de já ter tomado o suficiente.

BEBIDAS ALCOÓLICAS

De maneira geral, as bebidas alcoólicas trazem mais prejuízo do que benefício para a nossa saúde e devem ser consumidas com moderação ou, se possível, não as consumir. Segundo a Organização das Nações Unidas, o consumo de bebidas alcoólicas mata quase dez vezes mais pessoas no mundo do que o consumo de drogas proibidas. As pessoas morrem por conta da dependência gerada pelo álcool, mas também por aumento da agressividade e pelas mortes no trânsito. Outro ponto é que a bebida alcoólica baixa nosso nível de lucidez e acaba nos levando a outros comportamentos que não são saudáveis. Sob o efeito de álcool, provavelmente você vai "se permitir" comer algum alimento não recomendado e vai fazer coisas que não faria se estivesse sóbrio. No dia seguinte, a ressaca ainda vai te impedir de seguir com a sua rotina saudável de exercícios, alimentação e afazeres. Então, seja crítico. Avalie se vale a pena abrir mão de todo o seu esforço empenhado em uma mudança de hábitos durante semanas em nome de alguns goles de uma bebida alcoólica. Vale a pena?

Uma ótima alternativa para reduzir o consumo de bebidas alcoólicas é estar sempre muito bem hidratado para não consumir álcool estando com sede. Portanto, se você tem dificuldade de se controlar, tome sempre um copo de água antes de ingerir uma dose de bebida alcoólica, assim você conseguirá reduzir o consumo de maneira mais natural. Se você tiver muita dificuldade de parar de beber, procure ajuda com o grupo dos Alcoólicos Anônimos[5] mais perto de você. Não é vergonha nenhuma procurar ajuda, pois o alcoolismo é uma doença e precisa ser tratada.

ALIMENTAÇÃO SAUDÁVEL É MAIS BARATA

Cozinhar em casa e comer alimentos com pouco ou nenhum processamento é muito mais saudável e mais barato. Aqueles alimentos *diet* e *light* que você encontra no mercado, normalmente com preços altíssimos, podem ter alguma função para diabéticos ou para pessoas que possuem alguma alergia ou intolerância, mas na maioria das vezes é apenas uma forma de gastar mais dinheiro e ingerir alimentos ricos em substâncias químicas.

GUIA ALIMENTAR PARA A POPULAÇÃO BRASILEIRA

O Ministério da Saúde publicou o *Guia Alimentar para a População Brasileira*[6], que você consegue encontrar gratuitamente, com dicas para você melhorar a sua alimentação com opções baratas e saudáveis. A boa notícia é que a alimentação tradicional do brasileiro é uma combinação perfeita da comida saudável: arroz, feijão, bife e salada.

Essa combinação é tão boa porque só tem alimentos naturais e normalmente depende de uma preparação simples, feita em casa mesmo. Essa base de um cereal (arroz), uma leguminosa (feijão), uma proteína (carne) e fibras (salada variada) é muito poderosa e serve para nos orientar na variação dos sabores.

ALIMENTAÇÃO NÃO É SÓ NUTRIR O CORPO

Quando comemos, o ato de fazer uma refeição, além do objetivo inicial de nutrir o corpo, também envolve questões culturais e sociais. Ao se alimentar, você vai levar em conta as preferências e restrições alimentares de quem vive com você. Vai decidir um cardápio, fazer a compra dos ingredientes, lavar e preparar os alimentos, servir e comer a refeição e se organizar para dividir quem vai lavar a louça e limpar a cozinha. Todos esses aspectos têm impacto na nossa relação com a comida. Quantas vezes decidimos fazer um macarrão instantâneo só para não ter que "sujar a cozinha"? Porém, se quisermos ser mais saudáveis, é preciso ter essa dedicação na preparação dos pratos. Não há outra saída.

Você pode se organizar para elaborar pratos saudáveis sem ter que ficar horas na cozinha todos os dias. Uma dica é cozinhar em quantidade e congelar as porções que você vai usar a cada dia. Outra saída é combinar com as amigas de almoçar cada dia na casa de uma de vocês. Além de comerem sempre em boa companhia, ainda vão variar os temperos e até economizar. Tenho uma amiga que se organizou com os colegas de trabalho para a hora do almoço. Em vez de cada um levar a sua marmita para o trabalho, eles fizeram um trato. A cada dia, um dos cinco colegas fazia a comida e levava a refeição suficiente para todos. Assim eles só precisavam cozinhar um dia na semana. Era muito mais divertido, porque gerava um assunto entre todos, para todos comerem alimentos mais saudáveis! Eles discutiam o cardápio e trocavam receitas. Era muito divertido!

Agora pare e pense na sua última refeição.

- O que você comeu?

- Foi na companhia de alguém?

- Foi um momento feliz e divertido?

- Você que preparou a comida?

A nossa relação com a comida tem muito a ver com o tempo que dedicamos às preparações culinárias e se enxergamos isso como um prazer ou um suplício. Comer sozinho, sem companhia, ou assistindo a programas com temas negativos, costuma transformar o ato de se alimentar em uma tarefa sem sentido. À medida que o tempo passa, isso vai fazendo a gente querer reduzir mais e mais o tempo dedicado à refeição. Reduzindo esse tempo, não saboreamos a comida e tendemos a comer em mais quantidade, pois não ficamos saciados. Se comemos em companhia, conversamos sobre coisas positivas, trocamos experiências, partilhamos a comida e saboreamos mais. Assim ficamos mais felizes e satisfeitos com menos comida.

O guia alimentar traz uma classificação muito boa para orientar as nossas escolhas dos alimentos:

1. **Alimentos naturais ou minimamente processados:** são os alimentos de origem vegetal, como cereais, verduras, frutas, que são obtidos diretamente de plantas; ou alimentos de origem animal – carnes frescas, leite e ovos – sem nenhum tipo de aditivo, como óleo, gordura, sal nem açúcar. Pode ser que esses alimentos passem por processos de limpeza, secagem, moagem (no caso das farinhas), pasteurização ou congelamento, sem perder a característica de produto *in natura*. O leite também pode sofrer o processo de fermentação e ser consumido como iogurte ou coalhada natural. Qualquer outro processamento que envolva a adição de algum ingrediente já altera essa característica "natural" do alimento.

2. **Óleos, gorduras, sal e açúcar:** são alimentos usados na preparação de outros pratos, para dar sabor. Não são consumidos sem a presença de outro tipo de alimento. Exemplos são: óleo de soja, banha de porco, manteiga, óleo de coco, azeite de oliva, açúcar refinado, mascavo ou demerara, sal grosso ou refinado.

3. **Alimentos processados:** são alimentos que passaram por algum processamento com a adição de outros ingredientes para sua fabricação. São os alimentos em conserva, compotas de frutas, frios defumados, queijos e pães.

Muitos desses processos são antigos, como a fabricação de pães e são bem parecidos com as elaborações culinárias que fazemos em casa. Porém, na indústria, esses alimentos são embalados em latas ou vidros e têm adição de ingredientes para conservá-los por mais tempo e aditivos para uniformizar o sabor. Eles são facilmente reconhecíveis ainda com suas características "naturais", como milho e ervilha em conserva, atum e sardinha em lata, porém com aditivos em quantidades muito superiores às usadas na preparação caseira. O consumo desses alimentos processados não é recomendado pelo guia alimentar.

4. **Alimentos ultraprocessados:** são as bolachas recheadas, salgadinhos de pacote, refrigerantes, misturas para bolo, sopas em pó, macarrão instantâneo e até os pães de pacote, entre outros. É um tipo de alimento muito desbalanceado nutricionalmente. Além disso, a forma de produção, distribuição, comercialização e consumo não é ecologicamente favorável. Levam, em sua formulação, conservantes e aromatizantes obtidos por meio de processos químicos artificiais, sintetizados a partir de derivados do petróleo ou do carvão. Uma forma de saber se o alimento é ultraprocessado é consultar a lista dos ingredientes. Se houver muitos itens, cinco ou mais, certamente é ultraprocessado. Se são ingredientes muito estranhos à preparação que você faz em casa, também desconfie!

BRINCADEIRA DO REGISTRO NA ALIMENTAÇÃO

Agora que você já aprendeu essa classificação dos alimentos, vamos fazer uma brincadeira. Durante uma semana, anote em uma caderneta tudo o que você comer. Tudo mesmo! Até a balinha que você ganhou de troco na padaria.

Depois, avalie os alimentos segundo a classificação do guia nacional da alimentação. Use canetinha verde para marcar o que foi alimento natural, canetinha amarela para os alimentos processados e canetinha vermelha para os ultraprocessados.

Veja o quanto de alimentos ultraprocessados você consumiu durante a semana. Pense em cada comida industrializada que você comeu. Isso foi realmente necessário para a sua nutrição? Você poderia ter substituído por uma fruta, ou outro alimento natural?

Agora, com base nas suas anotações, escolha:

• UM alimento natural para você consumir mais em sua rotina.

• UM alimento processado para reduzir o consumo.

• UM alimento ultraprocessado para eliminar completamente do cardápio.

Mantenha essa decisão por uma semana e continue anotando tudo o que come. Depois é hora de avaliar novamente e ver se você se manteve firme nas novas decisões. Como você se sentiu com essa mudança? E seu corpo? Sentiu mais disposição?

_____

_____

_____

A ideia é avaliar o que você pode reduzir ou até cortar do cardápio. Lembre-se de **desembrulhar menos** e **descascar mais**. Esse exercício também nos ajuda a ter mais consciência sobre o que estamos consumindo

COMO FAZER MELHORES ESCOLHAS

- **Prefira alimentos naturais** – Os alimentos como feijão, arroz, carnes frescas, saladas não passaram pelo processo de industrialização nem sofreram transformação. Como são livres de aditivos, são os alimentos saudáveis por excelência. Prefira os grãos, raízes, tubérculos, farinhas, legumes, verduras, frutas, leite, ovos e carnes. O cardápio que você já conhece, o tradicional prato-feito, com uma proteína, arroz, feijão, carne e salada, é um grande aliado. Varie os grãos e o tipo de proteína para ter refeições leves e saborosas. Além disso, consumir alimentos naturais é ecologicamente mais sustentável, porque normalmente são produzidos por pequenos agricultores e distribuídos por feirantes, movimentando toda uma economia familiar. Esses produtos são normalmente produzidos localmente, sem precisar de tanto gasto de combustível para transporte nem energia para armazenamento, o que diminui muito a emissão de gás carbônico na natureza.

- **Reduza o consumo de sal, açúcar e gorduras** – Esses alimentos são utilizados para dar mais sabor às receitas. Então use com moderação para manter a sua dieta equilibrada. Prefira os óleos e gorduras de origem vegetal e os tipos de açúcar menos processados.

- **Limite o consumo de alimentos processados** – Mesmo mantendo muitas características do alimento natural, o alimento processado costuma ter sal ou açúcar em proporção muito maior do que teria se você tivesse feito o alimento em casa, a partir do ingrediente natural. O guia alimentar recomenda que você consuma esses alimentos de forma moderada, para variar o sabor, e sempre acompanhados de alimentos naturais, como um pouco de queijo ralado no macarrão caseiro, por exemplo.

- **Evite o consumo de alimentos ultraprocessados** – Elimine o consumo desses alimentos e substitua por lanches naturais, principalmente refrigerantes, salgadinhos, macarrão instantâneo, sorvetes e doces. Esse tipo de alimento, chamado "ultraprocessado", tem muitos aditivos que servem para aumentar o vencimento do produto, mas acabam é com **a sua** data de validade! Prefira sempre alimentos naturais.

- **Tenha calma e regularidade em suas alimentações** – Tenha um horário certo para comer, evitando dar aquelas "beliscadas" entre cada refeição. Coma lentamente, mastigando bem os alimentos e tenha tempo necessário para fazer suas refeições. Reserve um horário específico para se concentrar na comida, evitando distrações, e se planeje para elaborar os próprios pratos.

- **Faça a feira** – Faça suas compras em locais que oferecem grande variedade de alimentos naturais. As feiras livres são fantásticas para isso! Tenha em casa frutas, legumes, verduras e ovos e, quando possível, prefira alimentos orgânicos.

- **Aprenda e compartilhe novas receitas** – Cozinhar em casa sempre é mais saudável. Teste novas receitas, arrisque um novo tempero no feijão. Na internet você encontrará várias alternativas saudáveis para praticar.

- **Quando for comer fora de casa...** prefira restaurantes que ofereçam comidas feitas na hora, como restaurantes de comida caseira e restaurantes por quilo. Evite aqueles restaurantes fast-food e de sanduíches cheios de gordura, geralmente acompanhados por refrigerantes açucarados.

Estas são algumas dicas do "Guia Alimentar para a População Brasileira". Caso tenha interesse em estudá-lo completamente você encontrará facilmente com este QR Code:

QR Code 3 – Acesse o "Guia Alimentar para a População Brasileira"

CUIDADO COM DIETAS RADICAIS NA SUA ALIMENTAÇÃO

Existem várias dietas encontradas na internet: prometem resultados fantásticos para perda de peso, tudo muito rápido e simples, basta cortar um alimento fundamental. Mas tome muito cuidado, porque, em matéria de alimentação, sempre há esforço envolvido. E os resultados sempre virão com o tempo e a perseverança. Sempre que você for fazer alguma alteração dessa forma, consulte um médico ou nutricionista para avaliar o método e verificar se será saudável para a sua condição de saúde.

E lembre-se:

o corpo precisa de tempo para mostrar os resultados de uma mudança alimentar.

COMO A **ALIMENTAÇÃO** ME AJUDA EM RELAÇÃO AOS OUTROS ASPECTOS DA RODA DA JUVENTUDE?

Como em todos os aspectos para você se manter jovem por mais tempo, há sempre a relação com os outros aspectos. Nenhuma atitude de mudança deve ser encarada sem avaliar também que essa decisão positiva vai gerar impacto em várias outras áreas da sua vida. Veja só!

- **Aliados** – Aproveite sua melhora na alimentação para convidar amigos para almoçar ou jantar com você. Aproveite essa oportunidade para ampliar sua rede de amigos e encontrar novos aliados para sua vida. Informe a sua decisão de comer melhor e mais saudável, troque receitas e segredinhos culinários.

- **Caminhada** – Alimentando-se adequadamente, você terá mais disposição para fazer caminhadas e melhorar o seu condicionamento físico.

- **Sono** – Comer alimentos mais leves, principalmente no período do jantar, com menos gordura, vai te ajudar a ter um sono de melhor qualidade.

- **Animação** – Quando você se alimenta de maneira completa com todos os nutrientes essenciais e vitaminas, seu corpo fica com mais vitalidade e animação.

- **Peso corporal** – Nem preciso falar que a alimentação saudável é a base para o controle de peso. Se você precisa perder gordura ou recuperar seus músculos, a alimentação será a base desse processo.

- **Exercícios físicos** – Como minha vó dizia: "saco vazio não para em pé". Portanto, comendo de maneira regular, você terá energia e nutrientes para fortalecer o seu corpo, auxiliando no seu desempenho nos exercícios.

SUGESTÃO DE NOVOS HÁBITOS:

- Troque algum alimento processado por alimento natural todos os dias.

- Tome ao menos dois litros de água por dia (contar quantos copos).

- Reduza ou corte totalmente o consumo de bebidas alcoólicas

- Faça uma horta ou tenha alguma planta comestível em casa. Cultivar ajuda a reencontrar uma ligação com os alimentos naturais que você mesmo produziu.

- Retire algum alimento com açúcar da sua dieta.

- Aprenda alguma receita saudável.

- Compre mais alimentos naturais. Dê preferência às feiras livres.

- Experimente uma fruta ou verdura que não tenha costume.

- Tome chá feito em casa, sem açúcar.

- Experimente novos temperos em suas receitas.

- Reduza a quantidade de sal.

8
CUIDE DO SEU PESO!

(ASPECTO DA RODA: **PESO CORPORAL**)

> A consciência pode gerar o desconforto necessário para você tirar a bunda do sofá! Se está difícil ter motivação, se olhe no espelho, suba na balança ou faça os seus exames de sangue. Com certeza vai ajudar.
>
> (Aurélio Alfieri)

Este capítulo é perfeito para você que precisa melhorar o critério **Peso corporal** na sua Roda da Juventude.

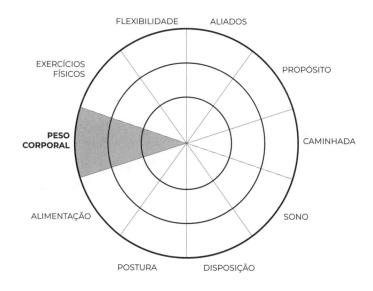

O nosso peso diz muito sobre nossa saúde. Quando conseguimos manter o nosso peso dentro de um padrão saudável, temos mais energia, disposição e saúde. Porém, quando nosso peso está acima ou abaixo do ideal, podemos desenvolver vários problemas de saúde.

HISTÓRIA

A maior parte dos alunos que me procuraram durante toda a minha vida profissional tinha como objetivo perder peso. Isso acontece porque a maior parte da população adulta no Brasil está com sobrepeso ou obesidade. Essa estatística está crescendo muito rápido. Por esse motivo, a obesidade já é considerada por especialistas como uma epidemia.

A obesidade vai muito além do desconforto estético. Ela é uma doença e traz vários outros problemas de saúde, como problemas cardíacos, articulares, respiratórios, digestivos e até mesmo alguns tipos de câncer. Seria muito fácil culpar as pessoas que estão acima do peso dizendo que elas são as únicas responsáveis por sua forma física, mas, infelizmente, não temos uma boa orientação sobre isso nas escolas. Além disso, o orçamento de publicidade da indústria do conforto e dos alimentos prontos é muito maior do que a verba que os governos destinam para orientar a população de maneira adequada.

Por uma questão evolutiva, nossa mente é guiada para fazer cada vez menos esforço e para consumir o máximo possível de calorias. Era uma questão de sobrevivência. Isso funcionou muito bem por uns 80 mil anos, porém agora nossos trabalhos exigem cada vez menos esforços e, para consumir calorias, basta pedir comida pronta pelo aplicativo. Há alguns séculos ainda tínhamos que caçar para conseguir proteínas. Era preciso plantar e colher de forma manual para poder ter o alimento e, como não havia geladeira ou congelador, não dava para armazenar, o que nos forçava a continuar produzindo. Passamos por muitos momentos de falta de comida e de excesso de esforço e, por isso, a obesidade nunca tinha aparecido como um problema grave.

Mas, e agora? Como podemos lidar com uma mente que foi programada para consumir o máximo possível de calorias e economizar esforço? Não adianta culpar o nosso cérebro e continuar comendo sem parar. Para emagrecer, não existe mágica: é preciso comer menos calorias ou gastar mais energia para promover o tal "déficit calórico". É um termo difícil para uma ideia bem simples: temos que gastar mais calorias do que comemos. Só assim nosso corpo vai começar a usar as calorias acumuladas na forma de gordura no nosso corpo.

Como os tempos mudaram, temos comida na geladeira e pouca necessidade de esforço físico. Então não tem saída: temos que controlar a alimentação e gerar mais gasto calórico de forma consciente.

E QUEM JÁ É MAGRO?

Falo muito nos meus vídeos do YouTube que os exercícios ajudam a emagrecer. Isso acaba gerando dúvida nas pessoas que já são magras, pois elas acham que se fizerem exercícios vão emagrecer ainda mais.

Se você já está muito magro e está perdendo massa muscular, recomendo consultar um médico para avaliar se está com algum problema de saúde ou está com alimentação inadequada. Existem alguns problemas de saúde que podem ser resolvidos com medicamentos, como o hipertireoidismo. Também pode ser que você esteja ingerindo pouca proteína ou mesmo poucas calorias. Ao ajustar essas questões, os exercícios podem te ajudar muito a recuperar a sua massa muscular, reduzindo a flacidez e melhorando a sua força e disposição.

QUAL É O MEU PESO IDEAL?

Existem várias maneiras de descobrirmos o peso ideal de uma pessoa. O ideal é medir a quantidade exata de gordura e de músculos, com precisão. Mas quando não temos disponível esses equipamentos sofisticados, podemos usar estratégias simples que nos dão uma ideia interessante sobre nossa condição.

A figura a seguir mostra a tabela do Índice de Massa Corporal (IMC), usada amplamente para avaliar a relação entre peso e altura de uma pessoa.

Procure a sua altura aproximada na linha superior e o seu peso aproximado na coluna da esquerda, ligue os pontos e saberá como está o seu peso.

Tabela 1 – Cálculo rápido do Índice de Massa Corporal (IMC) para adultos

Peso	Altura													
	1,50	1,53	1,57	1,60	1,63	1,67	1,70	1,73	1,77	1,80	1,83	1,87	1,90	1,93
45	20	19	18	18	17	16	16	15	14	14	13	13	12	12
48	21	20	19	19	18	17	17	16	15	15	14	14	13	13
51	23	22	21	20	19	18	18	17	16	16	15	15	14	14
54	24	23	22	21	20	19	19	18	17	17	16	15	15	14
57	25	24	23	22	21	20	20	19	18	17	17	16	16	15
60	26	25	24	23	22	21	21	20	19	18	18	17	16	16
62	28	27	25	24	23	22	22	21	20	19	19	18	17	17
65	29	28	26	26	25	23	23	22	21	20	19	19	18	18
68	30	29	28	27	26	24	24	23	22	21	20	20	19	18
71	32	30	29	28	27	25	25	24	23	22	21	20	20	19
74	33	32	30	29	28	27	26	25	24	23	22	21	20	20
77	34	33	31	30	29	28	27	26	25	24	23	22	21	21
80	35	34	32	31	30	29	28	27	25	25	24	23	22	21
83	37	35	34	32	31	30	29	28	26	26	25	24	23	22
86	38	37	35	33	32	31	30	29	27	26	26	24	24	23
89	39	38	36	35	33	32	31	30	28	27	26	25	25	24
91	41	39	37	36	34	33	32	31	29	28	27	26	25	25
94	42	40	38	37	35	34	33	32	30	29	28	27	26	25
97	43	42	39	38	37	35	34	32	31	30	29	28	27	26
100	44	43	41	39	38	36	35	33	32	31	30	29	28	27

Abaixo do normal	menor que 18,5
Normal	entre 18,5 e 24,9
Sobrepeso	entre 25 e 29,9
Obesidade	maior que 30

Fonte: Organização Mundial da Saúde[7]

Olhe o exemplo: se você tiver 1,67 de altura e pesar 60 kg, ligue os números aproximados e encontre o seu IMC, que, nesse caso, é 21. Como o resultado está dentro da área verde do gráfico, seu peso está normal. Para saber o valor exato, pesquise na internet "calculadora IMC" e encontrará o valor preciso.

Escreva aqui qual é o seu IMC hoje? _____

O IMC é apenas uma referência superficial. Para ter o diagnóstico mais preciso, consulte um profissional de saúde especializado.

O QUE FAZER COM O RESULTADO DO IMC?

Recomendações para cada resultado do IMC para adultos

CLASSIFICAÇÃO	IMC	RECOMENDAÇÃO
Magro	Menor que 18,5	Procure um médico para avaliar a sua saúde.
Saudável	Entre 18,5 e 24,9	Continue cuidado da saúde.
Sobrepeso	Entre 25 e 29,9	Mude seus hábitos e/ou consulte um profissional de saúde para te ajudar.
Obesidade I	Entre 30 e 34,9	Consulte um médico para te ajudar.
Obesidade II	Entre 35 e 39,9	
Obesidade III	Acima de 40	

Fonte: Associação Brasileira para o Estudo da Obesidade e da Síndrome Metabólica[8]

A tabela do IMC nos dá uma referência para saber se estamos com sobrepeso, mas você pode ter outros objetivos, além de apenas perder peso. Muito mais do que definir o peso ideal, aqui a ideia é melhorar a saúde e a disposição. Mesmo que o seu resultado já seja positivo, nada impede que você queira focar em diminuir a flacidez, ou reduzir a barriga, por exemplo.

EXPERIÊNCIA PESSOAL COM COMIDA

Quem me acompanha nas redes sociais sabe que eu adoro alimentos doces. E eu já até disse isso em capítulos anteriores. Para reduzir o consumo, decidi simplesmente não ter doces em casa. Quando tenho muita vontade de comer algo doce, acabo comendo uma fruta, pois é o que tem disponível na minha despensa. Como não sou radical, como doces sim, porém só fora de casa e em pequenas porções. Sei que se tiver doces à vontade, vou comer muito além do que eu deveria, e com certeza vou começar a ganhar peso.

EXPERIÊNCIA PESSOAL COM EXERCÍCIO

Sei que preciso me movimentar para gastar mais calorias. Para isso, procuro fazer as atividades físicas que eu mais gosto e que sejam de fácil acesso. Aproveito todos os dias para caminhar até o restaurante onde almoço, que fica um pouco mais longe que outras opções. Pratico escalada esportiva, pois é o esporte que mais gosto. Também aproveito as gravações dos meus vídeos no YouTube para treinar.

Precisamos encontrar formas estratégicas de nos movimentar e controlar o nosso impulso de comer o tempo inteiro. Estratégia é a palavra-chave. Neste capítulo vou te dar vários exemplos para te ajudar.

MELHORES ESTRATÉGIAS PARA QUEM QUER EMAGRECER

- **Avalie o seu progresso** – Encontre uma forma de medir o seu progresso para saber se você está no caminho certo. Pode ser uma balança doméstica ou uma fita métrica, mas tenha um caderninho para anotar seus dados e acompanhe periodicamente. Sugiro medir todas as segundas-feiras, pois é o dia da semana que mais obtive resultado com meus alunos. Isso porque criava uma pressão e, desde o final de semana, eles já ficavam preocupados com a pesagem da segunda-feira.

- **Reduza o consumo de bebidas calóricas** – Existem várias bebidas que contêm muitas calorias, como refrigerantes, bebidas alcoólicas e sucos industrializados. Também existem bebidas com calorias escondidas, como o chá gelado pronto e alguns sucos naturais como os de maçã, uva e laranja. Para se hidratar, prefira água pura ou chás e sucos feitos em casa, sem adição de açúcar e que contenham poucas calorias.

- **Consuma açúcar com moderação** – Doces são bombas de calorias. Devemos evitá-los ao máximo. Evite estocar em casa, e se precisar tê-los, esconda de você mesmo, pois o que os olhos não veem, o coração não sente.

- **Mastigue bem os alimentos** – A mastigação faz parte do nosso mecanismo de saciedade. Quando mastigamos pouco, acabamos comendo muito mais. Quando eu tinha o hábito de tomar água durante as refeições, percebi que não estava mastigando os alimentos da maneira adequada, pois a água me ajudava a engolir a comida. Por esse motivo, evito beber líquidos durante as refeições.

- **Encontre seus aliados** – Procure parcerias no emagrecimento. Se você só tem amigos que te criticam quando você fala que pretende mudar a dieta, procure outros amigos. Essa é uma ótima vantagem quando você faz treinos em grupo. Você encontrará neste livro um capítulo todinho dedicado à importância dos aliados. Sugiro a leitura se você quiser aprofundar nessa questão.

- **Tenha admiração por quem conseguiu** – É comum termos inveja das pessoas que conquistaram o que nós desejamos. Mas, se você quiser programar o seu cérebro para que você também consiga alcançar seus resultados, comece a olhar para essas pessoas com admiração. Procure saber o que elas fizeram para emagrecer, pergunte, demonstre interesse pelo desafio delas. Garanto que aquela sua vizinha vai querer compartilhar com você o que ela fez para conseguir ficar em forma. Com certeza, você vai aprender muito com ela e talvez até arranje uma parceira nova para as suas caminhadas.

- **Beba bastante água** – Quando estamos com sede, muitas vezes nossos sentidos ficam confusos e acabamos comendo muito mais do que deveríamos. Portanto, se você tem dificuldade de se controlar com a comida, tome mais água durante o dia e mantenha-se bem hidratado. Lembre-se: tome pelo menos dois litros de água por dia.

- **Tome cuidado com promessas milagrosas** – Fuja das dietas malucas e remédios naturais que você encontra na internet. Se a promessa for muito grande, desconfie! A melhor alternativa é contratar um nutricionista para personalizar a sua dieta, tornando o processo mais prático, seguro e eficiente.

- **Caminhe mais** – Quanto mais passos, mais calorias você vai gastar e também vai reduzir sua ansiedade e compulsão. Dediquei um capítulo inteiro neste livro para a caminhada. Vale a pena conferir, pois lá dou várias estratégias para você criar esse hábito maravilhoso.

- **Faça exercícios vigorosos** – Exercícios que te deixam ofegante gastam mais calorias e aceleram o metabolismo. Então, comece a se mover de maneira mais vigorosa, sempre dentro dos seus limites. Tenha cuidado! Antes de aumentar a intensidade dos exercícios, um médico deverá ser consultado. Também dediquei um capítulo a esse assunto, **Exercite-se!**, para que você consiga iniciar sua prática de exercícios com segurança e eficiência.

- **Durma melhor** – Quando dormimos mal, nosso organismo fica debilitado e nossa vontade de comer aumenta. Além disso, durante o sono produzimos hormônios que nos ajudam a aumentar a massa muscular e o nosso metabolismo, fazendo com que o nosso corpo gaste ainda mais energia. Quer emagrecer dormindo? Neste livro também tem um capítulo dedicado ao sono e seus benefícios. Confira!

- **Compartilhe as calorias** – Se você acabou comprando um bolo ou fez algum doce delicioso, coma com seus amigos ou distribua pedaços entre seus vizinhos. Assim você reduz a ingestão das calorias e fortalece suas amizades! A mesma dica vale para quando você faz comida demais para aquele chá com as amigas, ou aquele aniversário. Faça marmitas para as pessoas levarem a comida toda para a casa delas. Compartilhar é um ato de generosidade e ainda impede que você fique comendo sozinha todas aquelas coxinhas com requeijão que sobraram da festa do seu sobrinho.

- **Coma sentado e com calma** – Quando fazemos refeições em pé, com pressa ou assistindo à televisão, acabamos perdendo a concentração no ato de comer. A gente acaba engolindo tudo muito rápido, sem mastigar adequadamente. Isso dificulta a digestão e faz com que a gente coma muito mais calorias que o necessário. Reserve um horário de pelo menos 40 minutos para a sua refeição. E coma sempre que possível com companhia.

- **Consulte um nutricionista** – O nutricionista é capaz de calcular exatamente o quanto de alimento você poderá comer para conseguir emagrecer de maneira saudável. Ele também vai te ajudar a selecionar os alimentos que mais gosta, tornando a dieta mais atraente. O cardápio do nutricionista vai te deixar mais saciado, pois ele também leva em consideração a ingestão balanceada de vitaminas, minerais e outros nutrientes que a gente nem sabe que está precisando comer.

PARA EMAGRECER, O QUE É MELHOR: EXERCÍCIO OU DIETA?

Você já deve ter parado para pensar: o que é mais eficiente para alguém que quer emagrecer? Gastar mais calorias ou comer menos?

Essa é uma pergunta que me fazem com muita frequência. Se formos pensar, o mais eficiente seria fazer os dois juntos. Mas, se você não tem disposição para colocar as duas metas ao mesmo tempo, sugiro começar pelos exercícios. Vou te explicar o motivo:

Quando fazemos alguma restrição alimentar, principalmente quando não temos o acompanhamento de um nutricionista, é comum perdermos um pouco de energia ou mesmo ficarmos irritados. Ainda mais se você, assim como eu, gosta de doces e tem que cortar de maneira muito rápida esse consumo... seu humor pode ficar péssimo! Quando reduzimos as calorias ingeridas de maneira muito radical, a queda na energia acaba tornando o início da atividade física em uma tarefa ainda mais dolorosa.

Se você optar por começar pelo gasto calórico com os exercícios, o efeito é contrário! Os exercícios trazem uma sensação muito boa ao nosso corpo. Você começa a se sentir cada vez mais disposto e animado. Sua ansiedade e compulsão tendem a melhorar e você começa a dormir melhor. Além disso, se optar por fazer exercícios em grupo, você encontrará aliados que te ajudarão na sua jornada de emagrecimento, tornando mais fácil a mudança alimentar.

Não consigo enxergar um emagrecimento saudável de uma pessoa apenas com exercício ou só com dieta. Precisamos atuar com as duas estratégias. Porém prefiro sempre começar pelos exercícios. Preparei uma lista de vídeos com exercícios específicos para emagrecimento, que está acessível pelo QR Code a seguir:

QR Code 4 - Lista de exercícios para emagrecimento do canal do Aurélio no YouTube

QUANTO TEMPO É PRECISO PARA EMAGRECER?

A maior parte das pessoas que começam algum programa de emagrecimento espera resultados rápidos. Quanto mais rápido, melhor, não é mesmo?

Pela minha experiência, percebi que pessoas que emagrecem rápido acabam engordando rapidamente logo depois, enquanto que as pessoas que emagrecem sempre, porém lentamente, conseguem manter o novo peso de maneira mais natural. Isso ocorre porque o emagrecimento rápido normalmente vem acompanhado de alguma ação radical na alimentação ou de uma rotina de exercícios de difícil manutenção. Se você fez uma dieta muito restritiva, deixando de comer tudo que você gosta, com uma redução drástica das calorias, e fez muito exercício, fica difícil manter essa loucura por muito tempo. Assim, quando você para com a estratégia radical, retorna aos comportamentos antigos voltando a engordar.

As pessoas que vão com mais calma, alterando gradativamente seu comportamento alimentar, atacando os pontos mais críticos da dieta e começando os exercícios de maneira gradativa, geralmente conseguem instalar esses hábitos de maneira mais duradoura. E levam esses novos hábitos para toda a sua vida, mantendo o seu corpo saudável.

COMO O CONTROLE DO **PESO CORPORAL** ME AJUDA EM RELAÇÃO AOS OUTROS ASPECTOS DA RODA DA JUVENTUDE?

- **Aliados** – Quando emagrecemos ou recuperamos nossos músculos, melhoramos nossa autoestima. Assim, ficamos mais animados e, como consequência, atraímos para perto de nós bons aliados, melhorando ainda mais nossos resultados.

- **Caminhada** – Se estiver acima do peso ou tiver perdido massa muscular, quando você melhora o seu corpo, cuidando do seu peso, você terá mais disposição para fazer as caminhadas, melhorando seu condicionamento físico.

- **Sono** – Pessoas que estão acima do peso normalmente possuem dificuldade para dormir, por roncar mais ou por terem apneia do sono. Quando a pessoa emagrece, esses problemas tendem a reduzir de maneira significativa, melhorando também a qualidade do sono.

- **Disposição** – Atingindo nossas metas, ficamos muito felizes com o espelho, e nossa animação fica muito mais forte!

- **Postura** – O excesso de gordura altera o nosso centro de gravidade e a falta de massa muscular nos deixa fracos e com dificuldade de manter a postura. Quando emagrecemos e recuperamos nossos músculos, fica muito mais fácil manter nossa postura alinhada.

- **Exercícios físicos** – Quando estamos acima ou abaixo do peso, existe mais dificuldade na realização dos exercícios, por questão da sobrecarga ou da falta de força. Estando dentro do peso, fica muito mais fácil e prazeroso praticar exercícios!

SUGESTÃO DE NOVOS HÁBITOS:

Neste capítulo, organizei as tarefas de maneira objetiva. Se você pretende emagrecer, precisa organizar a sua mente para que realmente consiga ter o resultado esperado.

Esta é a plataforma que usei por muito tempo com meus alunos, sempre com excelentes resultados. Alguns conseguiram eliminar mais de 40 kg usando essa estratégia.

SIGAS OS PASSOS PARA CONSEGUIR EMAGRECER DE FORMA SAUDÁVEL E PERMANENTE:

Você precisa escrever com detalhes tudo que está passando. Registre tudo o que pode acontecer se não fizer nada e tudo o que conseguirá realizar assim que atingir seu objetivo. Quanto mais detalhes, melhor, pois assim você conseguirá programar o seu cérebro para conquistar seus objetivos e progredir em direção à felicidade.

1. **Qual é o seu motivo para emagrecer? Por que você precisa emagrecer?** (Escreva com detalhes todos os motivos.)

_____

_____

_____

_____

_____

2. **Quais são os problemas que você vem enfrentando por causa do seu peso?** (Dores, problemas de saúde, dificuldade de dormir, indisposição, estética etc.)

_____

_____

_____

_____

_____

_____

3. **O que vai acontecer com o seu peso e com sua vida se você continuar assim?**

_____

_____

_____

_____

_____

4. Se nos próximos anos você continuar engordando ainda mais, o que pode acontecer com sua vida?

_____

_____

_____

_____

_____

_____

5. Quais são as vantagens de emagrecer? (Pense em tudo que conseguirá fazer e conquistar.)

_____

_____

_____

_____

_____

_____

6. Qual é o seu objetivo?

Quanto você quer emagrecer? _____

Agora precisamos criar as metas!

7. Hoje estou pesando

_____ kg e em _____ meses pretendo estar com _____ kg.

8. Acompanhe seu peso

	Data	Peso
Hoje	/ /	kg
2ª avaliação	/ /	kg
3ª avaliação	/ /	kg
4ª avaliação	/ /	kg
5ª avaliação	/ /	kg
6ª avaliação	/ /	kg
7ª avaliação	/ /	kg

9. Meta de processo

Quando temos metas de mudança de comportamento que nos ajudam a alcançar os objetivos, fica muito mais fácil instalar bons hábitos na nossa vida. Dessa forma, você conseguirá progredir de maneira natural.

Vá até o tópico **Estratégias para emagrecer** deste capítulo e escolha seis estratégias para você colocar gradativamente em ação. Escolha os itens que mais interferirão positivamente em seu processo de emagrecimento e que você realmente esteja disposto a fazer.

	Estratégia para mudança de comportamento	Data de início	Situação
1			
2			
3			
4			
5			
6			

Evite começar mais de duas estratégias de cada vez. Vá com calma e dê tempo suficiente para conseguir instalar esse novo hábito na sua vida.

Para lembrar-se de executar suas tarefas, coloque bilhetes espalhados pela casa ou programe o despertador do seu celular. Inclua as estratégias na sua rotina, logo após tarefas que você já está habituado a fazer.

Perceba que a meta de resultado é apenas um parâmetro para acompanhar a sua evolução, enquanto as metas de processo são as que vão realmente fazer com que você emagreça.

Se em algum momento você perder a motivação, volte a ler as suas respostas para os itens 1, 2, 3, 4 e 5.

O fundamental é persistir até conseguir o resultado que você deseja, mesmo que haja algum deslize pelo caminho. Tenho certeza de que você vai conseguir, com disciplina e perseverança, além de foco no propósito do emagrecimento.

Registre as vitórias e dificuldades no seu diário do emagrecimento. Quando bater uma desmotivação, leia sobre o quanto você já progrediu e se superou!

9
EXERCITE SEUS MÚSCULOS!

(ASPECTO DA RODA: **EXERCÍCIOS FÍSICOS**)

> Se a vida ficar difícil,
> trate de ficar mais forte!
>
> (Autor desconhecido)

Este capítulo é perfeito para você que precisa melhorar o critério **Exercícios físicos** na sua Roda da Juventude.

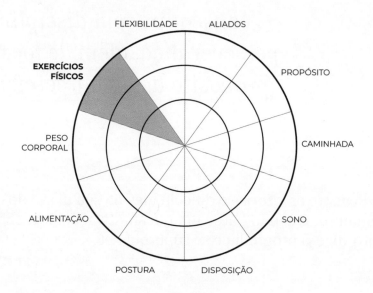

Por segurança é recomendado que um médico seja consultado antes de iniciar uma prática de exercícios de força.

Os nossos músculos são nossos motores. Graças a eles conseguimos nos movimentar. Quanto mais saudáveis eles estiverem, maior será a nossa autonomia e independência.

Pessoas com músculos fortes e saudáveis conseguem ficar jovens por mais tempo, com maior disposição, menos dores e mais capacidade de realizar qualquer tipo de movimento. Com o avanço da idade, nossos músculos tendem a ficar mais fracos. É um processo natural. Porém, com a alimentação adequada e os exercícios corretos, você conseguirá manter sua massa muscular por mais tempo!

É comum começar a perder a massa muscular após os 30 anos de idade. À medida que o tempo passa, essa perda é cada vez mais rápida, o que causa fraqueza, dificuldade de andar, indisposição, depressão e quedas. Essa perda de massa está relacionada com o próprio envelhecimento, com algumas doenças e principalmente com a falta de exercícios ou carência nutricional.

GERAÇÃO MAIS FORTE

É cada vez mais frequente, no meu trabalho de treinador, ver pessoas que, mesmo com 70 anos, são mais fortes que pessoas mais jovens, de 30 anos. Isso porque a nova geração está cada vez mais sedentária e fraca. Além disso, quando treinamos nosso corpo e temos uma nutrição adequada, conseguimos fortalecer o nosso corpo independentemente da idade. A decisão está na sua mão! O que vale é o tempo de treino. Uma pessoa com 70 anos que começou a treinar com 50 já tem 20 anos de academia! Por isso, nunca estamos velhos demais para começar a treinar e exercitar os músculos. Pense nisso!

OSSOS MAIS FORTES

Os nossos músculos estão ligados diretamente aos nossos ossos. Quando fazemos contrações para produzir movimento, forçamos os nossos ossos e, como forma de adaptação, eles ficam mais fortes. Pessoas que exercitam os músculos têm menor incidência de osteopenia e osteoporose. Além disso, o treinamento muscular faz parte do tratamento de pessoas que já possuem perda de massa óssea. Se você já tem osteoporose e faz exercícios, acaba melhorando o seu equilíbrio, reduzindo as quedas e, como consequência, reduzindo o risco de fraturas. A falta de força muscular é uma das principais causas de queda dos idosos. Portanto exercitar os músculos é fundamental.

PERDEMOS RAPIDAMENTE OS MÚSCULOS

Senti na pele a perda de massa muscular quando sofri um acidente de moto. Eu estava em uma fase excelente da minha vida, com plena saúde física e músculos bem fortes. Me acidentei com a moto, quebrei o meu braço e precisei passar por uma longa cirurgia para reconstruir tudo que ficou machucado no acidente. Nas primeiras semanas com o braço quebrado, pude perceber a enorme diferença entre os meus braços: o machucado estava fino e flácido, enquanto o outro braço estava superforte. Em apenas duas semanas, meus músculos pareciam feitos de gelatina. Fiquei triste por ter perdido toda a massa muscular desse braço. Fiquei pensando como seria a minha vida sem ter força em meu braço. Eu não poderia mais praticar os esportes que eu mais gosto e perderia vários movimentos. Vi que a minha única alternativa seria fazer os exercícios de Fisioterapia de maneira disciplinada. Iniciei o processo de recuperação de maneira exemplar e, como eu já tinha músculos fortes antes, foi muito mais fácil recuperá-los. A sensação é que nossos músculos possuem algum tipo de memória e conseguem voltar rapidamente à normalidade.

RESERVA DE SAÚDE

Minha avó sofreu uma queda em casa e fraturou o quadril quando tinha 85 anos. Foi uma situação assustadora, pois ela teria que passar por uma grande cirurgia para colocar uma prótese. Ficamos todos apreensivos. Ela passou pela cirurgia e, 15 dias depois do procedimento, ela já voltou para casa e estava andando com auxílio. Isso mesmo que você leu! Ela fez uma cirurgia complexa no quadril, com 85 anos, e em 15 dias já estava andando e em casa. Então ela começou o processo de reabilitação com uma excelente fisioterapeuta e em dois meses já estava totalmente recuperada!

Essa brilhante recuperação ocorreu, pois, dona Lucilla tinha uma reserva de saúde e de músculos. Mesmo perdendo massa muscular nos 15 dias em que ficou totalmente acamada, ainda sobraram forças para se recuperar de maneira exemplar.

Imprevistos acontecem na nossa vida. Mas quanto maior é a nossa reserva muscular, maior será a nossa velocidade de recuperação. A questão é treinar para deixar nosso corpo preparado para enfrentar bem a recuperação de eventuais acidentes.

MELHORES FORMAS DE TREINAR SEUS MÚSCULOS

Todos os movimentos do dia a dia trabalham nossos músculos, gerando algum tipo de estímulo que pode ajudar no fortalecimento. Portanto tudo o que você fizer de movimento vai te ajudar, inclusive as tarefas domésticas, lavar, passar, arrumar a casa, fazer uma horta. Tudo isso te ajudará a movimentar o corpo e fortalecer os músculos. Além disso, a caminhada funciona como um excelente estímulo. Você pode inclusive caminhar em subidas ou mesmo subindo escadas para fortalecer as suas pernas. Essas atividades físicas do dia a dia vão te ajudar a manter o seu corpo com mais saúde e vitalidade de maneira simples.

As atividades físicas diárias ajudam a nos manter ativos e a manter a nossa disposição, porém possuem suas limitações. Normalmente, essas atividades não trabalham todos os grupos musculares e podem ser estímulos fracos para pessoas que já possuem algum tipo de condicionamento mínimo.

A melhor forma de desenvolver seus músculos são os exercícios de força. Eles geram uma sobrecarga nos músculos, fazendo com que as fibras musculares façam uma adaptação e se tornem cada vez mais fortes. Para isso você pode fazer exercícios usando o peso do seu corpo, exercícios em aparelhos e também levantando pesos. Quando bem feitos, esses estímulos trazem grande benefício estético e também para a sua saúde.

Esse tipo de treino sempre deve ser orientado por um profissional de Educação Física ou de Fisioterapia para que você realmente o realize com a postura correta e com a carga ideal. Dessa forma você conseguirá resultados com segurança.

Claro que a situação ideal seria ter um profissional dedicado para nos ajudar, que viesse em nossa casa, com todos os equipamentos e ficasse nos incentivando e corrigindo em todos os movimentos. Isso existe, porém poucas pessoas têm acesso a esse serviço por conta do alto custo.

Uma outra opção é compartilhar esse profissional com outras pessoas, matriculando-se em uma academia. Dessa forma você tem um profissional para esclarecer suas dúvidas, elaborar seu treino e também para te corrigir com um valor mais acessível.

Algumas pessoas não possuem condições de ir até uma academia. Seja pela distância, preço ou comodidade, elas preferem fazer esses exercícios em casa. Para ajudar esse grupo, comecei a me dedicar na gravação de vídeos e criando aulas ao vivo.

- Para aumentar a segurança dessas aulas pela internet, criei estratégias muito interessantes que vou descrever a seguir.

NÍVEIS DE DIFICULDADE DO CANAL DO AURÉLIO

Com o objetivo de aumentar a segurança e facilitar a localização dos exercícios ideais para cada aluno, separei os exercícios em quatro níveis de dificuldade:

Níveis de dificuldade dos exercícios no canal do Aurélio

	Tipo de exercício	Dificuldade
Nível 1	Deitado na cama ou sentado na cadeira	Fácil
Nível 2	Em pé com apoio de uma cadeira	Fácil
Nível 3	Em pé sem apoio com exercícios fáceis	Médio
Nível 4	Em pé e no chão com exercícios mais desafiadores	Médio

Fonte: Aurélio Alfieri

A sugestão é que todos comecem os exercícios pelo Nível 2. Se estiver fácil, pode avançar para o Nível 3. Mas se estiver difícil, deve voltar para o Nível 1. Dessa forma, se você é capaz de fazer exercícios do Nível 4, poderá fazer todos os exercícios que prescrevo no canal. Se você só conseguir fazer os exercícios do Nível 1, deverá ter cuidado e tentar progredir de maneira gradual primeiramente para o Nível 2 e, só se estiver dominado esse nível, poderá avançar para o Nível 3.

DICAS DE SEGURANÇA

Durante todos os movimentos, descrevo todas as posturas de segurança de maneira clara para que seja possível ser entendido por todas as pessoas.

COMO MEDIR A MINHA FORÇA E EVOLUÇÃO?

A melhor maneira de saber se estamos indo pelo caminho certo é tendo alguma referência de melhora. Uma forma interessante de medir é fazendo o teste do agachamento em um minuto, veja como é simples:

Você precisará de uma cadeira firme e de um relógio. Durante um minuto, você vai se levantar e se sentar repetidamente. Conte quantas vezes você consegue fazer em um minuto.

Se sentir dor, o teste deve ser interrompido.

Consulte um médico antes de realizar esse teste, para saber se está tudo bem com sua saúde.

Escreva aqui a data e a quantidade de repetições que conseguiu fazer em um minuto:

Data:	Quantidade de repetições
/ /	
/ /	
/ /	
/ /	

Algumas pessoas conseguem fazer 50 repetições, e outras, 5. Isso pode variar em decorrência da sua idade, do seu peso e da sua condição muscular. Não se preocupe com o resultado inicial, apenas o tenha como referência.

Comece a realizar seus exercícios, pode ser pela internet, em uma academia ou com um profissional dedicado. Faça por quatro semanas e depois volte aqui para fazer novamente o teste. Se estiver tudo certo com a sua saúde e a sua alimentação, é bem provável que você conseguirá progredir um pouco todos os meses.

QUAL É O LIMITE DA IDADE PARA INICIAR OS EXERCÍCIOS?

Independentemente de quantos anos você tem, os exercícios podem te ajudar muito. Conheci um homem de 90 anos que teve a renovação da carteira de habilitação negada por não ter mais força na mão. Ele ficou muito triste com a notícia e achou que nunca mais poderia dirigir. Sensibilizado com o caso, indiquei a mesma fisioterapeuta que cuidou da minha avó quando ela fraturou o quadril. Eles fizeram exercícios específicos para as mãos e, após alguns meses de treino, ele conseguiu renovar sua habilitação. Esse caso mostra que, independentemente da sua idade, você pode sim melhorar sua força e sua disposição! Só depende de você.

QUANTAS VEZES POR SEMANA PRECISO ME EXERCITAR?

Quando prescrevo exercícios de fortalecimento ou manutenção de força, recomendo que esse músculo seja treinado de duas a três vezes na semana. Assim conseguimos ter uma adaptação significativa. No meu canal do YouTube montei séries semanais de fortalecimento com treinos para serem executados cinco vezes na semana. Nesses treinos, os exercícios são diferentes em cada um dos dias da semana, alternando os estímulos, com a grande vantagem de serem treinos mais curtos. Percebo que as pessoas que optam por fazer treinos mais curtos todos os dias tendem a ter mais regularidade do que pessoas que treinam duas ou três vezes na semana. É aquela questão do hábito diário.

• Agora pare e pense: qual seria o melhor horário para colocar os exercícios na sua rotina? Que horas você está mais disposto?

_____

_____

QUANTO DE FORÇA EU PRECISO FAZER?

Todos nós somos diferentes e é impossível determinar antecipadamente qual seria a força ideal de uma pessoa ou quanto de peso ela deverá levantar. Para resolver essa questão, normalmente usamos a percepção subjetiva de força, ou seja, começamos com um peso mais leve e pedimos para o aluno executar a série de exercícios. Se percebemos que está muito leve, vamos aumentando gradativamente. A carga e a intensidade são variáveis no treino, porque dependem do condicionamento do aluno, de quanto tempo ele está treinando e também qual é o seu objetivo.

De maneira geral, precisamos cansar os músculos, repetindo os exercícios até perceber um pouco de dificuldade de continuar realizando os movimentos com a mesma precisão e mantendo a postura. Quando não é mais possível manter a qualidade do movimento, é a hora de parar e descansar. Mas cuidado! Se você forçar além do seu limite, maiores serão os riscos de lesão.

DOR DURANTE OS EXERCÍCIOS

Com o passar dos anos, é cada vez mais comum sentirmos alguma região mais sensível. Porém a dor é o nosso alarme natural. Quando sentimos dor, normalmente existe algo de errado e, se continuarmos forçando, pode agravar o problema. Sempre falo em minhas aulas que não podemos sentir nenhum tipo de

EXERCITE SEUS MÚSCULOS

177

dor durante a execução dos exercícios. Portanto, quando você estiver fazendo um exercício e sentir dor, ele imediatamente deverá ser adaptado seguindo este exemplo:

Foi sugerido um exercício de agachamento e o aluno começou a sentir dor. Solicitei que ele diminuísse a amplitude do movimento, flexionando menos os joelhos.

Se a dor parar, continue assim. Se a dor persistir, quer dizer que nesse momento esse exercício está te machucando. Peça outra adaptação do movimento ou, se estiver treinando *on-line*, vá para o próximo exercício. Forçar quando estiver com dor pode causar uma piora do problema. Vá com calma e consiga resultados duradouros.

DOR MUSCULAR APÓS OS EXERCÍCIOS

Em todas as academias que já trabalhei ouvi alunos reclamando que após o treino sentiram algumas dores musculares leves e normalmente dos dois lados do corpo. Isso é bem comum quando saímos do sedentarismo ou iniciamos uma nova série de exercícios.

Qualquer dor que você sentir merece atenção; porém, se você começou a exercitar seus músculos e estava há muito tempo parado, pode ser apenas a adaptação do seu corpo a esse estímulo. Normalmente essa dor é localizada nos músculos e não nas articulações. Além disso, são bilaterais, ou seja, se doer um braço, o outro normalmente também dói. Evite treinar novamente esses mesmos músculos quando sentir essa dor e vá monitorando, pois ela deve desaparecer em poucos dias.

Algumas pessoas erroneamente acreditam que seus músculos só foram verdadeiramente treinados quando sentem essas dores, o que não é verdade. Devemos treinar levando os músculos ao cansaço, mas sempre com o carinho que eles merecem.

PESSOAS QUE NÃO PODEM FAZER EXERCÍCIOS

Já ouvi pessoas falando que não podem fazer exercícios porque tiveram alguma lesão, sofreram algum acidente ou possuem algum problema de saúde. Isso pode até ser parcialmente verdade, pois, dependendo do problema de saúde, você precisará de supervisão ou mesmo deverá interromper momentaneamente os exercícios. Mas são raríssimos os casos em que os exercícios são totalmente proibidos. Pense um pouco: você pode fazer exercícios sentado na cadeira e até mesmo deitado na cama. Portanto, independentemente da sua idade, da sua condição física, você precisará se movimentar (em alguns casos com algumas restrições). Quando paramos de mexer nosso corpo, começamos a morrer.

FASE DA VIDA QUE MAIS PRECISAMOS DE EXERCÍCIOS

Com o passar do tempo, por questão do envelhecimento, fica cada vez mais difícil manter nossa massa muscular. Isso é natural do nosso organismo, portanto, quanto maior a sua idade, maior será a necessidade de se movimentar para manter a independência e também a autonomia.

Atendi por muito tempo um médico que tinha quase 80 anos. Ele sempre falava que não gostava de exercícios, mas mesmo assim fazia os treinos. Quando eu perguntei o que o motivava, ele respondeu: "Quero ter até o meu último dia de vida a capacidade de fazer todas as tarefas simples da minha vida sozinho, como me alimentar, tomar banho e me deslocar dentro de casa!". Como médico, ele sabia que, ao se dedicar aos exercícios, a probabilidade de se manter independente para essas tarefas era maior do que se ficasse sedentário.

EXERCÍCIOS REDUZEM AS DORES NO CORPO?

Por conta da pandemia do coronavírus, várias pessoas ficaram presas em suas casas para evitar a contaminação. Todos se adaptaram e, como consequência, grande parcela da população ficou cada vez mais parada e sem se movimentar. O resultado disso foi o aumento das queixas de dores no corpo, principalmente dores nas costas.

Nossos músculos servem como cabos que sustentam o nosso corpo e o nosso equilíbrio. Quando eles ficam fracos ou desativados por muito tempo, sobrecarregam as articulações. Isso altera a postura e deixa nosso corpo mais sensível a lesões. Por esse motivo, é comum vermos pessoas sedentárias com muitas queixas de dor, mas que, quando criam uma rotina de exercícios, se sentem melhor, mais dispostas e as dores desaparecem.

FORMA MAIS ECOLÓGICA DE FAZER EXERCÍCIOS

Certo dia recebi a ligação do Carlos. Ele era um empresário que precisava de meus serviços. Ele estava todo animado, pois tinha recebido ótimas recomendações e me via como sendo a solução de seus problemas. Ele não se preocupava com nada, nem mesmo o valor das aulas, ele apenas queria começar o treinamento o mais rápido possível.

Antes de marcar a primeira entrevista com Carlos, eu resolvi fazer algumas perguntas, entre elas:

- Qual o motivo de me procurar para os exercícios?

- Onde você mora?

- Onde você trabalha?

Parecem perguntas malucas, mas são essenciais para saber se o meu programa de exercícios seria ecológico para ele. Mas como assim ecológico?

Para que qualquer pessoa tenha ótimos resultados com os exercícios físicos, é preciso avaliar a ecologia desse programa de exercícios, pois, se gerar algum conflito, esse programa não será sustentável e em pouco tempo ele irá desistir.

Após responder às perguntas, eu fiquei triste, pois percebi que não conseguiria ajudar o Carlos. Ele morava muito longe e, mesmo de carro, ele demoraria quase uma hora para chegar na academia onde eu dava o treino e mais uma hora para voltar para casa. Por mais eficiente que fosse o meu programa de exercícios, não seria ecológico para ele. O trânsito e o estresse do percurso três vezes por semana seriam tão desgastantes que o conjunto exercícios mais deslocamento não teria um resultado positivo para a vida dele no geral.

Naquele momento, o dinheiro que eu receberia de Carlos faria diferença no meu orçamento familiar, porém tive que falar para ele que eu não poderia ajudá-lo e expliquei o motivo. Ele tentou me convencer, mas logo depois ele percebeu que não seria uma boa ideia.

Nessa mesma ligação, eu dei uma aula para o Carlos explicando sobre a ecologia da seguinte forma:

Para que tenhamos resultados positivos com exercícios físicos, precisamos alinhar alguns itens como distância, preço e empatia com o profissional que vai te atender, pois, se for longe, muito caro ou você não for com a cara do professor, é provável que você tenha que interromper seu programa de exercícios antes mesmo que comece a perceber os resultados. Portanto, antes de começar, avalie se a atividade é sustentável para você.

- Vamos pensar agora nos lugares mais perto de você onde você pode se exercitar. Existe alguma praça ou parque, academia, quadra que você pode usar? Quais são as opções?

_____

_____

_____

O MELHOR EXERCÍCIO DO MUNDO

Vou te contar um segredo: no colégio eu fazia de tudo para fugir das aulas de Educação Física! Eu nunca fui muito bom em esportes com bola e as únicas atividades que eram apresentadas para nós eram as modalidades com bola. Nessas situações eu sempre passava vergonha. No futebol eu era um dos últimos a ser escolhido. No basquete, uma vez eu caí de cara no chão, quebrei os dentes e um osso do meu rosto. Essas experiências traumáticas me afastaram cada vez mais dos esportes e das atividades físicas.

Com o incentivo dos meus pais, experimentei outros esportes, como a natação, o judô, o atletismo e até salto de trampolim eu arrisquei. No judô tive mais facilidade, e o convívio com meus colegas era tão legal que tornava a atividade muito mais agradável.

Hoje posso afirmar que temos que experimentar várias atividades físicas diferentes e encontrar a que mais nos der prazer. Portanto tente vários exercícios como caminhada, corrida, dança, ginástica, musculação ou qualquer outra. O que importa é fazer algum exercício, mas faça, pois sua saúde depende disso.

• Que tipo de atividades físicas você já fez na sua vida? O que você mais gosta de praticar? Qual atividade você tem vontade de fazer ou de aprender?

_____

_____

_____

Quando pensamos em exercício, algumas pessoas usam a expressão "vou malhar". Inclusive esse termo foi usado como título de uma novela que inicialmente se passava em uma academia, era a novela *Malhação*. Quando falamos em malhar, logo pensamos em sofrer, sentir dor. Sabemos que para melhorar a saúde devemos fazer exercícios moderados, suaves e de maneira persistente. Assim, além de não sentir dor, você começa a ter prazer com a atividade. Por esse motivo, quando chamo meus alunos para fazer exercícios, evito usar o termo "malhar", e sim uso vamos "**aureliar**".

Vou te dar uma dica preciosa:

quanto mais legal for a turma que pratica a atividade com você, maiores serão as chances de você gostar dessa atividade.

CUIDADOS AO COMEÇAR OS EXERCÍCIOS

- Sempre que iniciar uma prática de exercícios mais intensos, é aconselhável que você consulte um médico para verificar sua condição de saúde e possíveis limitações durante a execução dos treinos.

- Depois disso, selecione exercícios dentro do seu nível. Evite fazer exercícios que te deixam muito ofegante ou sinta dor durante a execução.

- Evite se comparar com outras pessoas. Somos únicos, todos temos nossas habilidades e limitações, portanto vá no seu nível, no seu tempo, sem forçar seu corpo de maneira desnecessária.

- Use calçados adequados à atividade. Tênis macio e anti-derrapante são recomendados para amortecer o impacto e também evitar acidentes.

- Se você tiver algum problema de saúde ou limitação física, faça sempre exercícios com acompanhamento, pois, no caso de você passar mal, sempre terá uma pessoa para te socorrer.

- Caso algo aconteça com você ou com alguém que esteja te acompanhando, tenha sempre por perto um telefone de emergência ou ligue para o corpo de bombeiros discando 193.

COMO OS **EXERCÍCIOS FÍSICOS** ME AJUDAM EM RELAÇÃO AOS OUTROS ASPECTOS DA RODA DA JUVENTUDE?

O fortalecimento muscular é o principal item da Roda da Juventude, pois, sozinho, consegue influenciar praticamente todas as áreas ao mesmo tempo.

- **Aliados** – Se você optar por fazer exercícios em grupo, terá a possibilidade de conhecer pessoas com os mesmos objetivos que você. Dessa forma ampliará sua rede de apoio.

- **Caminhada** – Com mais força muscular, você conseguirá caminhar com mais facilidade, aguentar mais tempo, com uma melhor postura e menor será o seu risco de queda.

- **Sono** – Os exercícios liberam hormônios que ajudam muito no seu sono, melhorando a sua capacidade de se recuperar de um dia para o outro.

- **Disposição** – Com mais força, disposição e bons hormônios no corpo é fácil ficar mais animado.

- **Postura** – Músculos fortes funcionam como cabos sustentando nossos ossos de maneira harmônica. Eles sustentam nossa postura alinhada, o que reduz dores no corpo.

- **Alimentação** – Quando fazemos exercícios, reduzimos nossa ansiedade e estresse. Por isso, nos alimentamos com mais disciplina e calma, facilitando na hora de escolher os alimentos mais saudáveis.

- **Peso corporal** – Quando estamos fazendo exercícios, queimamos mais calorias. Além disso, músculos mais fortes auxiliam no aumento do metabolismo em repouso, ajudando ainda mais no processo de emagrecimento. E se você quer aumentar o peso corporal, nem preciso dizer que o fortalecimento dos músculos é fundamental.

- **Flexibilidade** – Exercícios, de maneira geral, quando realizados com grande amplitude articular, ajudam a liberar os músculos e articulações, aumentando sua flexibilidade.

MÃOS À OBRA!

Você entendeu que o exercício vai trazer benefícios para a sua vida?

( ) Sim   ( ) Não

**Agora vamos criar um compromisso e organizar a nossa mente.
Para isso, responda a estas perguntas:**

1. Qual exercício você vai fazer?

_____

2. Por que você decidiu fazer esse exercício? Qual seu objetivo? (Descreva o mais detalhado possível.)

_____

_____

_____

_____

3. Onde você vai fazer essa atividade? É fácil ir até lá?

_____

4. Que dias da semana e que horas você vai fazer o exercício? Cabe na sua rotina?

_____

_____

SUGESTÕES DE NOVOS HÁBITOS:

- Faça o teste de se sentar e levantar por um minuto e veja quantas repetições você consegue fazer. Repita o teste todos os meses e perceba a sua evolução.
- Faça matrícula em uma academia de ginástica ou contrate um profissional para te ajudar na realização dos exercícios.
- Escolha um horário para exercitar-se todos os dias, por pelo menos 20 minutos. Coloque na agenda e se possível ative o despertador do seu celular para se lembrar.
- Procure uma companhia para fazer exercícios com você. Dê preferência para alguém que já possui o hábito dos exercícios instalado na rotina, assim será mais fácil você manter a atividade.
- Procure algum esporte no qual você já teve alguma habilidade no passado e tente retomar. Faça adaptações aos movimentos. Até uma aula de dança poderá te ajudar muito.
- Inscreva-se no canal do Aurélio no YouTube e teste os níveis para saber qual é o seu. Comece a se movimentar agora mesmo! Preparei uma lista de vídeos específicos para você exercitar seus músculos:

QR Code 5 – Lista de vídeos com exercícios para fortalecimento muscular no canal do Aurélio

10
ESTIQUE-SE!

(ASPECTO DA RODA: **FLEXIBILIDADE**)

*O bambu enverga,
mas não quebra!*

(Ditado popular)

Este capítulo é perfeito para você que precisa melhorar o critério **Flexibilidade** na sua Roda da Juventude.

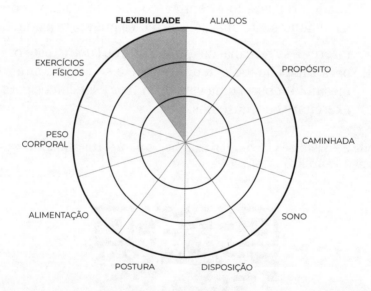

Observando a maioria das pessoas, temos a impressão de que a nossa flexibilidade vai diminuindo com o passar do tempo. Vemos crianças conseguindo colocar na boca os seus dedinhos dos pés, enquanto a maior parte dos adultos e idosos não consegue nem mesmo amarrar seus próprios sapatos. Mas será que o encurtamento muscular é culpa apenas do envelhecimento?

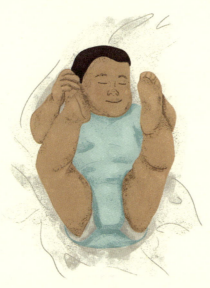

Minha bisavó, com seus 101 anos, consegue pegar objetos no chão sem mesmo flexionar seus joelhos. Pode acreditar que é verdade! Quando você treina a capacidade de alongar-se por toda a sua vida, você consegue manter seus movimentos saudáveis.

PROBLEMAS COM A FALTA DE FLEXIBILIDADE

Quando nossos músculos perdem a capacidade de se alongar, temos vários complicadores na nossa vida:

1. **Falta de mobilidade –** Perdemos a capacidade de realizar várias tarefas que antes eram simples, como lavar as costas durante o banho, amarrar os sapatos e até mesmo pentear o cabelo.

2. **Redução da força –** Perdemos boa parte da força muscular, ficando cada vez mais fracos.

3. **Aumento das dores –** Músculos encurtados produzem maior tensão para fazer movimentos simples, sobrecarregando os ossos, as articulações e os próprios músculos.

4. **Piora na postura –** O encurtamento está diretamente relacionado com os desvios posturais, causando problemas estruturais para a nossa coluna, além de problemas estéticos.

5. **Aumento do risco de queda** – Com a redução da flexibilidade, nossos passos ficam mais curtos, perdemos o equilíbrio e também a nossa capacidade de reação, favorecendo quedas e fraturas.

POR QUE PERDEMOS FLEXIBILIDADE?

Nosso músculo é formado por fibras musculares elásticas. Quando elas são estimuladas adequadamente, conseguem manter essa capacidade. Por outro lado, quando não as estimulamos, elas ficam cada vez mais rígidas. Com o avanço da tecnologia, nossa vida fica cada vez com menos movimento. Passamos muito tempo no celular, na televisão, deitados na cama ou sentados no sofá. Parece que o nosso corpo está cada vez mais preguiçoso.

O principal motivo de perdermos a flexibilidade é a falta de exercícios específicos. Crianças e jovens conseguem manter seus músculos mais flexíveis naturalmente. Porém, com o passar do tempo, precisamos estimular o nosso corpo para mantermos essa capacidade.

Outro fator que influencia a flexibilidade é o sexo da pessoa. Normalmente as mulheres têm o corpo mais flexível que os homens. Dependendo da hora do dia, também nosso corpo pode ficar mais "duro". Pela manhã, pelo fato que passamos a noite toda com o corpo parado, temos a tendência a estar mais rígidos. A temperatura do dia também influencia. Quando está mais frio, tendemos a contrair os músculos e isso acaba deixando nosso corpo mais travado. Por isso, se você quer ter um corpo mais flexível, é importante prestar atenção a esses detalhes e começar a se observar.

COMO MANTER A FLEXIBILIDADE

Você deve estar se perguntando: "como a minha bisavó conseguiu manter a sua flexibilidade por mais de 100 anos? Será que ela foi para a academia a vida toda?". Posso afirmar que ela nunca pisou em uma academia nem mesmo fez exercícios específicos para manter seus músculos esticados. Ela apenas continuou fazendo todas as suas tarefas domésticas e sempre alongando seus músculos no dia a dia. Ela sempre pendurou roupas no varal, esticando os braços para cima, cuidou da limpeza da casa, varrendo e pegando objetos do chão sem flexionar os joelhos, e tantas outras atividades físicas que podem nos ajudar. Porém, atualmente, usamos máquinas que lavam e secam a roupa, dessa forma, perdemos a oportunidade de esticar nossos braços para pendurar no varal. E conheço algumas pessoas que possuem até aspirador de pó robotizado, que limpa a casa automaticamente, sem precisar pegar numa vassoura!

É claro que você não precisa voltar para a era das cavernas para manter seus músculos alongados, mas sugiro fortemente que você estimule o seu corpo de alguma maneira. E se não é possível alongar o corpo enquanto você realiza alguma outra tarefa, é necessário sim que você separe um momento no seu dia e estabeleça um treino de alongamentos.

Em uma conversa que tive com o Nuno Cobra, treinador que ficou famoso por treinar o Ayrton Senna, ele, com seus 82 anos, afirma que está cada vez mais difícil manter a sua flexibilidade. Ele faz isso com exercícios simples em casa, como amarrar o sapato com os joelhos esticados. Segundo ele, quando fica alguns dias sem fazer esse exercício, ele vai perdendo a capacidade de alongar-se e depois precisa repetir várias vezes o mesmo movimento até conseguir novamente.

ESPREGUIÇAR

Todos nós já vimos animais se espreguiçando após ficarem muito tempo em uma só posição. Esse alongamento é instintivo e todos os animais fazem. Por algum motivo, nós, humanos, nos esquecemos desses movimentos fundamentais. Devemos nos espreguiçar sempre que acordamos e quando ficamos muito tempo em uma só posição, pode ser em pé, sentado ou deitado.

Você já se espreguiçou hoje?

Aproveite essa oportunidade, dê uma pausa no livro e alongue-se, por pelo menos dois minutos. Perceba como o seu corpo fica melhor!

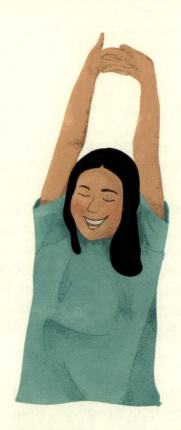

COMO ALONGAR COM MAIS EFICIÊNCIA

Quando alongamos nossos músculos de maneira errada, podemos sentir dor e, em vez de aumentar a nossa mobilidade, isso pode causar lesões e outras dores. Para termos mais eficiência, sugiro que preste atenção na **velocidade** do movimento e em sua **respiração**.

- **Velocidade** – Quando for alongar, sempre realize movimentos lentos, pois assim seu corpo não percebe nenhuma ameaça e solta o músculo de maneira natural.

- **Respiração** – Durante o alongamento, utilize a respiração a seu favor: inspire fundo, o máximo de ar que couber em seus pulmões, e, quando for esticar o seu músculo, solte o ar ao mesmo tempo que for realizar o movimento, bem lentamente. Assim conseguirá relaxar os músculos de maneira mais fácil.

SEGURANÇA AO REALIZAR ALONGAMENTO

Os alongamentos realizados de maneira incorreta podem trazer lesões, portanto tome cuidado:

- **Aqueça os músculos** – Para ter mais resultado com o seu treino de flexibilidade, aqueça seus músculos antes de começar. Pode ser uma caminhada de dez minutos ou mesmo alguns movimentos articulares para preparar a musculatura.

- **Evite movimentos bruscos** – Movimentos rápidos e repetitivos de alongamentos muitas vezes são utilizados por atletas em seus aquecimentos, mas não devem ser utilizados em casa sem supervisão. Prefira movimentos estáticos e lentos.

- **Não tenha pressa** – Quando for alongar, vá com calma e aproveite para relaxar. Movimentos lentos são mais eficientes. Além disso, o progresso é lento e você precisa praticar todos os dias por alguns meses para perceber a melhora. Se tiver pressa e forçar, pode se machucar.

- **Cuidado com a dor** – Realize os movimentos com calma. Quando você for esticar, pode sentir um pouco de desconforto, é normal. Mas sentir dor é sinal que pode estar machucando o músculo. Nesse caso, vá com calma, sem forçar além da sua capacidade.

- **Se possível, tenha orientação profissional** – Se você estiver muito encurtado, procure um profissional de Educação Física ou Fisioterapia, pois o acompanhamento durante os exercícios vai te ajudar a manter a segurança e ter resultados mais rápidos.

COMO MEDIR A EVOLUÇÃO

Vou sugerir um teste para você avaliar se está muito encurtado, veja como é simples: Sente-se no chão. Com os joelhos completamente estendidos, de maneira lenta e gradual, tente alcançar a ponta do pé, como na figura:

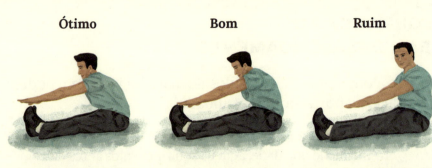

Ótimo	Bom	Ruim
Dedos das mãos ultrapassam a ponta dos dedos do pé.	Dedos das mãos alcançam os dedos do pé.	Dedos das mãos ficam longe da ponta dos pés.

Se você ficou com nota ruim, precisa urgentemente iniciar a sua rotina de alongamentos diários.

Essa é apenas uma maneira didática para você fazer em casa. Para uma avaliação mais criteriosa, procure um profissional de saúde.

Muito bem, agora que já temos várias informações para você iniciar seus exercícios de alongamento, vamos ao treino!

EXERCÍCIOS ESPECÍFICOS

Existem alguns exercícios para flexibilidade que considero essenciais para a nossa vida. Esses exercícios ajudam a compensar a nossa tendência de arcar o corpo para a frente enquanto estamos sentados, prevenindo má postura e dores nas costas.

Vou colocar alguns aqui e aproveite para praticar agora mesmo! Tente manter cada posição por pelo menos 30 segundos.

SENTADO

- **Alongamento para coluna**

    Sentado em uma cadeira confortável, com a postura alinhada, coloque suas mãos na cintura e abra o peito, levando os cotovelos para trás e o olhar para cima. Lembre-se de executar o movimento soltando o ar bem lentamente.

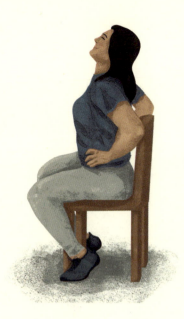

- **Espreguiçar para frente**

    Também sentado em uma cadeira, una as mãos entrelaçando os dedos e vire as palmas das mãos para fora. Alongue as costas lentamente, levando as mãos em direção à sua frente.

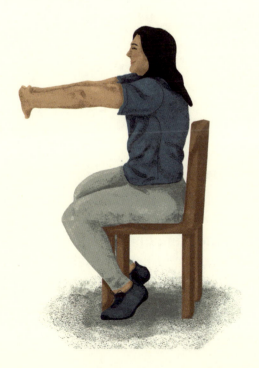

- **Espreguiçar para os lados**

    Sentado em uma cadeira, erga os braços e segure o pulso de uma das mãos. Puxe lentamente esse braço para o lado contrário e sinta toda a lateral do seu corpo se alongando. Tudo isso bem devagarinho. Lembre-se de também fazer o movimento com o outro braço.

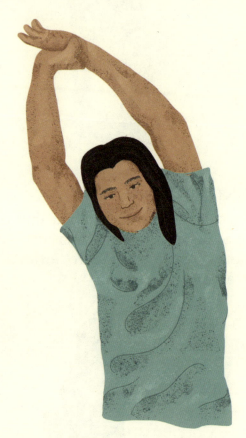

- **Posterior de perna**

    Sentado em uma cadeira firme, coloque um dos pés mais à frente do corpo, com o calcanhar bem firme no chão. Leve o tronco lentamente para a frente. Pode colocar a mão na coxa para conseguir mais apoio. Você deve sentir a parte de trás da sua coxa esticar. Vá até seu limite e mantenha a posição por 30 segundos. Depois volte devagar. Faça então o mesmo movimento com a outra perna.

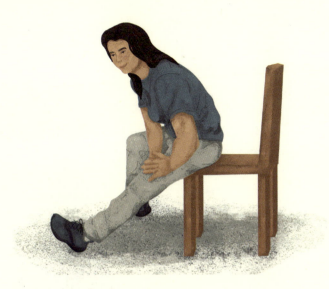

- **Glúteo**

    Sentado na cadeira, coloque uma das pernas sobre a coxa da outra perna, formando um ângulo de 90 graus. Incline lentamente o tronco para a frente e sinta o músculo do bumbum alongar. Volte devagar e alongue a outra perna da mesma forma.

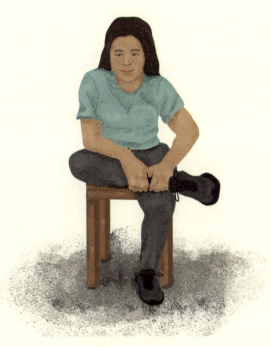

EM PÉ

- **Alongamento peitoral**

    Apoie a mão em uma parede, na mesma altura do seu ombro. Lentamente, vire o tronco de modo que você sinta alongar o braço e o peito. Volte devagar e repita o movimento com o outro braço.

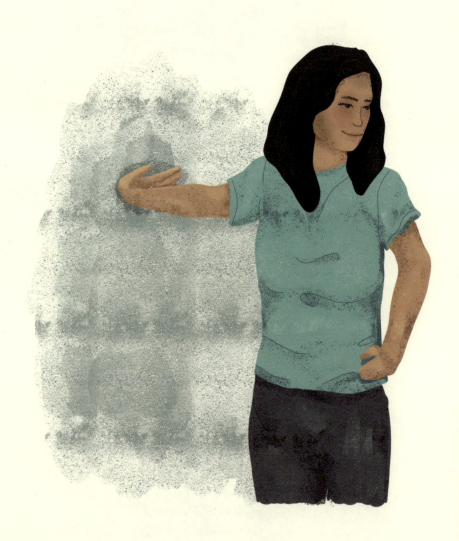

- **Panturrilha**

    De frente para uma parede, apoie o calcanhar no chão e "pise" na parede. Mantenha o joelho esticado e empurre seu corpo levemente para a frente, até sentir o músculo da panturrilha, também conhecida como "batata da perna". Mantenha por 30 segundos e volte à posição inicial. Faça o mesmo movimento com a outra perna.

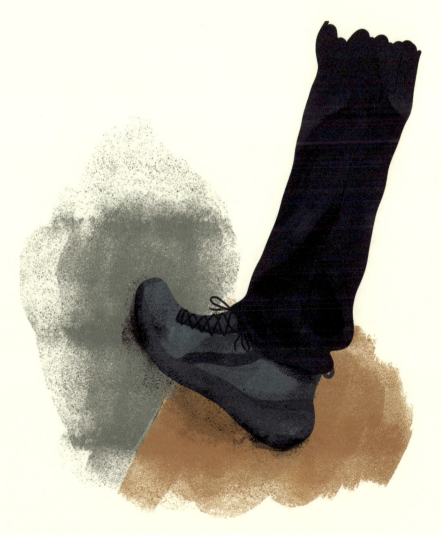

COMO A **FLEXIBILIDADE** ME AJUDA EM RELAÇÃO AOS OUTROS ASPECTOS DA RODA DA JUVENTUDE?

- **Caminhada** – Com flexibilidade, nossas caminhadas ficam mais fáceis. Os alongamentos antes e depois da caminhada também nos ajudam a ter menos dor no dia seguinte ao treino.

- **Disposição** – Ter o hábito de alongar o corpo melhora a sua animação para enfrentar mais um dia. Tanto isso é verdade que costumamos nos espreguiçar pela manhã, ao acordar.

- **Sono** – Os exercícios de flexibilidade ajudam muito no relaxamento muscular, auxiliando no seu sono.

- **Postura** – Com músculos alongados, fica mais fácil manter a postura.

- **Exercícios físicos** – A flexibilidade nos permite praticar exercícios com mais liberdade, agilidade e com menor risco de lesão.

SUGESTÃO DE NOVOS HÁBITOS:

- Faça o teste de flexibilidade de se sentar e alcançar para avaliar a sua atual situação, pode repetir todos os meses. É importante repetir o teste sempre no mesmo período do dia. Por exemplo, se você começou medindo pela manhã, siga medindo nesse período.

- Coloque um despertador com lembretes para se espreguiçar durante o dia.

- Realize exercícios de alongamento com atenção ao movimento, respirando fundo e esticando o músculo quando estiver soltando o ar.

- Procure um profissional especializado sempre que possível.

- Entre no canal do Aurélio e procure pelos exercícios de alongamento para fazer diariamente. Preparei uma lista com vídeos específicos para melhorar a sua flexibilidade.

QR Code 6 – Lista de vídeos para manter a flexibilidade do corpo no canal do Aurélio

PARTE II

LEIA PARA AUMENTAR A SUA MOTIVAÇÃO!

Disciplina é liberdade.

(Renato Russo)

Este capítulo é perfeito para você que empacou na meta e precisa de um empurrãozinho a mais na sua jornada da Roda da Juventude.

> *"Não desista, alguém pode estar se inspirando em você!"*
>
> (Autor desconhecido)

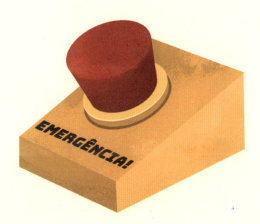

Posso afirmar que na maioria das vezes que eu tentei mudar um hábito ou melhorar algo na minha vida, não consegui fazer tudo que me propus e me senti frustrado. Isso aconteceu quando eu voltei a estudar inglês, comecei meu treino para corridas longas e resolvi diminuir a ingestão de açúcar. Por mais que eu me esforçasse, quando me dava conta, estava com preguiça para estudar, para correr e já estava mastigando algo doce.

Mudar um hábito é como andar de bicicleta: no começo é comum perdermos o equilíbrio com frequência. Mas, se persistirmos, é possível pegar prática e avançar. Se, por algum motivo, você está com dificuldade de colocar seus novos projetos em prática, este capítulo foi elaborado para funcionar como seu bote salva-vidas, para te resgatar e te colocar novamente em direção ao seu propósito.

Para iniciar, precisamos saber onde você está e se conseguiu colocar em prática alguns dos ensinamentos do livro.

Por mais que não tenha conseguido fazer tudo a que se propôs, te convido a preencher novamente a sua Roda da Juventude avaliando os aspectos que você já leu e já começou a aplicar.

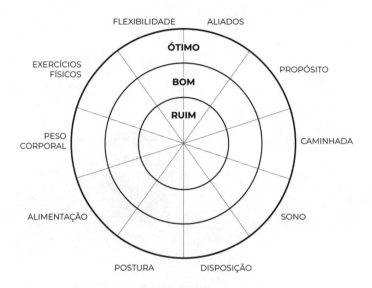

Lembre-se: mesmo se não conseguiu colocar em prática as lições, você já avançou muito por ter mais consciência dos fatos que precisa desenvolver na sua vida.

DICAS PARA CONSEGUIR CRIAR NOVOS HÁBITOS:

1. Dividir as tarefas em tarefas mais simples

Quando precisamos fazer algo difícil ou que vai tomar muito tempo, existe uma grande possibilidade de encontrarmos uma desculpa para não executar essa tarefa. Por isso, uma boa ideia é dividi-la em atividades mais simples e com tempo menor. Por exemplo:

- Quando começar a caminhar, inicie com sessões curtas de 20 minutos.

- Se precisa dormir melhor, experimente tomar um chá relaxante ou fazer um exercício respiratório.

*Quanto mais simples for a tarefa,
mais fácil será realizá-la e
menores serão as suas desculpas.*

Cada vez que concluir uma das tarefas, celebre essa vitória! Isso é importante para que você tenha um reforço positivo sobre as suas conquistas, por menores que elas sejam. Vá repetindo até que seu novo hábito se torne automático. Em três semanas repetindo, você já quase não vai mais precisar fazer esforço: a nova tarefa já estará em sua rotina. Aí é só começar a colher os resultados.

2. Coloque só uma tarefa de cada vez

É comum em meio à ansiedade e à empolgação inicial tentarmos fazer várias tarefas em um só dia ou tentar mudar vários hábitos ao mesmo tempo. Mas eu aviso: vá com calma, tenha paciência! É melhor se concentrar em um hábito de cada vez, porque, quando você conseguir concluir, você vai se sentir muito bem. Essa recompensa melhora a visão que temos de nós mesmos e facilita a evolução nos próximos passos.

3. Celebre as conquistas

Nosso cérebro é maravilhoso e tem uma forma muito coerente de fazer com que a gente siga em frente com os resultados positivos: é a capacidade de registrar as memórias de maneira positiva quando celebramos. Só o fato de levantar o braço e dizer em voz alta "uhuuu, muito bem, eu mereço, parabéns!" já cria uma descarga de substâncias que provocam bem-estar em nosso corpo.

Você já percebeu como os atletas de alto desempenho comemoram quando fazem um gol, vencem uma corrida ou conseguem fazer um movimento com perfeição? É porque eles passam muito tempo treinando para alcançar esse objetivo e têm apoio de muitos profissionais de alto nível para treinar.

Com certeza o atleta foi orientado a comemorar quando tudo sai como o planejado. Portanto use esse mesmo conhecimento no seu dia a dia! Bata palmas quando conseguir completar sua caminhada diária! Assim, somos recompensados por fazer o que consideramos importante e queremos muito realizar.

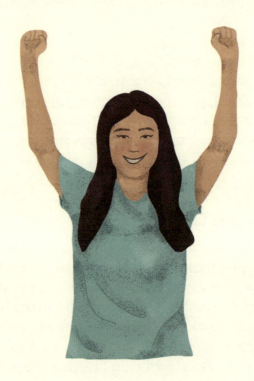

4. Encontre aliados

Lembra que no primeiro capítulo eu falei que quando me formei estava passando por um momento vazio, pois não sabia o que fazer na minha vida profissional? A solução foi encontrar aliados. Com ajuda dos amigos certos foi possível percorrer a minha jornada de maneira muito mais fácil, melhorando todos os outros critérios da minha roda. Se você precisa mudar um hábito, procure ajuda de pessoas que já possuem esse hábito. Pergunte como elas fizeram para desenvolver aquele hábito, quais foram as dificuldades. Com certeza será mais fácil para você também. Cerque-se de pessoas positivas, otimistas e que te incentivem.

5. Crie um compromisso público

No processo de mudança de hábitos é comum fazermos promessas para nós mesmos. Às vezes até escrevemos em um diário, mas não compartilhamos com ninguém. Só que falar aos amigos que estamos querendo fazer uma mudança em nossa rotina pode ser um jeito de seguir firme em nossa meta.

Alguns anos atrás, resolvi fazer um experimento. Eu me propus a parar de consumir alimentos que continham açúcar por 30 dias. Para ter certeza de que eu iria conseguir, informei a todos os meus amigos da minha nova meta, e também postei isso nas redes sociais. A pressão de não desapontar meus amigos foi fundamental para que eu conseguisse manter firme meu propósito. Além disso, eu tinha muitos "fiscais" me ajudando.

Informe seus amigos, pedindo ajuda, com carinho, de que precisa mudar um hábito para melhorar a sua saúde. Se mesmo assim esse seu amigo ou parente tirar sarro ou não ajudar, nesse momento saiba que talvez você esteja precisando encontrar amigos melhores.

O fato de não querer desapontar seus amigos, filhos ou parentes pode ser sua âncora no processo. Mas tome muito cuidado para não se comprometer com mudanças de hábitos muito fora da sua realidade. Procure mudanças possíveis de serem realizadas.

6. Use um despertador

Uma excelente alternativa para se lembrar de realizar uma tarefa que ainda não está automatizada é usando um despertador. Hoje é muito fácil cadastrar vários alarmes em um telefone celular. Eu utilizo muito essa técnica para me lembrar de fazer tarefas que realmente são importantes para mim e que eu sempre acabo esquecendo de fazer. Funciona muito bem, experimente!

7. Tabela dos hábitos

Essa tabela é muito útil para você conseguir listar suas tarefas e organizar a sua execução. Posso afirmar que minha vida só começou a prosperar depois que comecei a utilizar essa técnica. Até mesmo para escrever este livro foi necessário organizar minha rotina colocando pelo menos uma hora por dia para essa função.

Para usar essa tabela, sugiro que você escreva o hábito que precisa colocar na sua rotina. Encontre um "lugar" para o hábito, atrelando a algum outro que você já executa com frequência. Por exemplo, se você se propôs a tomar um copo de água pela manhã, pense no que você faz ao acordar. Se você acorda e escova os dentes, pense que pode tomar esse copo de água antes de escovar os dentes e já deixe o copo de água perto da escova.

Coloque os dias do mês e os dias da semana para deixar mais organizado e vá marcando com a letra "V" de vitória todas as vezes que você repetir essa tarefa. Nosso cérebro é fantástico e ele automatiza tudo que fazemos com frequência. Assim como escovar os dentes e colocar os sapatos, seu novo hábito ficará automatizado com o tempo.

Ao final da semana e do mês, você conseguirá visualizar todas as vitórias que você conquistou. Você vai sentir que está no caminho certo.

Lembre-se de celebrar todos os dias as vitórias alcançadas em direção à sua saúde plena.

Você merece!

CONTROLE MENSAL DE HÁBITOS

ATIVIDADES											

ANOTAÇÕES

LEIA PARA AUMENTAR A SUA MOTIVAÇÃO

PARTE III

REAVALIE
SUA RODA!

Este capítulo é para você que completou 30 dias de novos hábitos na sua vida. Agora é hora de reavaliar sua Roda da Juventude!

Parabéns pelo seu esforço em direção a uma vida mais saudável

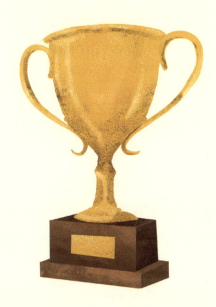

INFLUENCIANDO PELO RESULTADO, EXEMPLO VISÍVEL

Chegou o grande momento: o de visualizar e celebrar os resultados alcançados até agora!

Este capítulo deve ser preenchido após você colocar em prática por pelo menos 30 dias as tarefas propostas nos itens que você mais precisava desenvolver. Se por acaso você ainda não conseguiu executar as tarefas de maneira disciplinada, volte para o capítulo anterior e siga as orientações para conquistar a disciplina. Essas dicas foram elaboradas para te ajudar na implementação dos hábitos que vão fazer você ficar jovem por mais tempo.

Independentemente do resultado, o caminho percorrido já mostra que você está trilhando uma vida com muito mais saúde. É claro que existem outros indicadores de saúde que essa roda não consegue avaliar, como o seu condicionamento físico e os seus exames de sangue. Portanto, se os resultados aparentes não saírem como previsto, mantenha a calma. Se você colocou as tarefas em ação, você provavelmente já melhorou a sua vida! E, continuando nesse projeto, com certeza terá uma vida plena e mais saudável.

PREENCHER OUTRA VEZ A RODA

Agora chegou o grande momento, vamos preencher a roda novamente!

Sem olhar a roda anterior, preencha este novo desenho com muito carinho e atenção!

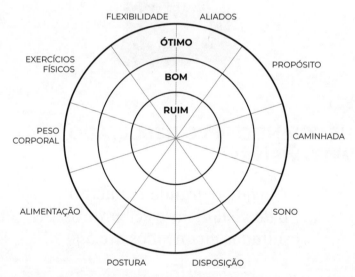

IMPORTÂNCIA DE CELEBRAR RESULTADOS

Agora compare a imagem que você acabou de preencher com a roda que você preencheu quando começou a ler o livro. Quanta diferença! Com certeza, algum aspecto você já conseguiu melhorar. Chegou a hora de celebrar esse resultado, que é mérito totalmente seu! Quando celebramos, informamos ao nosso cérebro que valeu a pena. Só o fato de você sorrir por ter conquistado e falar em voz alta "SIM, EU CONSEGUI" já programa a sua mente para as próximas vitórias. Pode bater palmas para si mesmo, pois você merece. Só o fato de ter executado as tarefas já é o melhor motivo para essa celebração.

Te convido agora para soltar este livro e bater palmas pelo menos dez vezes. Perceba que perto da décima palma um sorriso lindo vai surgir no seu rosto. É automático, parece mágica!

RECOMEÇANDO E MELHORANDO CADA VEZ MAIS

Algumas pessoas percebem com mais facilidade a melhora que tiveram aplicando as técnicas do livro. Outras alcançam melhoras, mas com um pouco mais de dificuldade. Independentemente do seu caso, o importante é estarmos sempre em um caminho de busca da evolução e melhora da nossa saúde.

E agora? O que fazer?

Sugiro pegar as informações desta última roda que você preencheu, analisar com cuidado e focar em outros dois critérios que precisa desenvolver. Volte aos capítulos e escolha outras tarefas que podem te ajudar a melhorar ainda mais a sua rotina, tornando a sua vida mais saudável e jovem.

LEMBRE-SE:

se você está respirando, deve procurar todos os dias uma maneira de ser cada vez melhor.

Além de melhorar a sua saúde, você servirá como exemplo para inspirar outras pessoas.

PARTE IV
CONCLUSÃO
(OU **PARABÉNS**!)

Parabéns para você que chegou até aqui! Certamente você já adotou algum hábito simples para começar a movimentar a sua Roda da Juventude. Para sermos jovens por mais tempo, temos que cuidar do nosso corpo e estar sempre observando nossos hábitos.

Para ter grandes resultados é preciso dar o primeiro passo, pois, como você viu, todas as áreas da sua vida referentes aos aspectos que estão na Roda da Juventude estão interligadas. Independentemente de qual área você decidir começar, você já vai perceber uma grande melhora na sua vida!

Quando nós começamos a fazer exercícios, nosso corpo fica mais saudável, mais forte, mais resistente. Ele libera hormônios prazerosos que nos inspiram a continuar fazendo exercícios. Então temos vontade de comer alimentos mais saudáveis para nos dar mais energia. Com mais energia, ficamos mais animados e conseguimos fortalecer nossas amizades, além de ajudar as pessoas que estão perto de nós.

Neste livro foram mostradas várias ideias para te ajudar, se você colocar apenas uma em prática, pode ter certeza de que o seu ciclo virtuoso já vai começar a agir.

Vamos juntos criar o compromisso de melhorar a nossa vida e também ajudar as pessoas que mais amamos compartilhando essas ideias.

Espero que você siga as instruções para que consiga se manter jovem por muito mais tempo!

NOTAS

1   Disponível em: https://link.springer.com/article/10.1007/s10865-021-00220-2?wt_mc=Internal.Event.1.SEM.ArticleAuthorOnlineFirst&utm_source=ArticleAuthorOnlineFirst&utm_medium=email&utm_content=AA_en_06082018&ArticleAuthorOnlineFirst_20210424#data-availability.

Acesso em: 25 out. 2021.

2   Disponível em: https://www.bbc.com/portuguese/geral-39891919.

Acesso em: 25 out. 2021.

3   Disponível em: www.cvv.org.br.

Acesso em: 25 out. 2021.

4   Disponível em: https://www.scielo.br/j/rprs/a/prMmBH7m6Wj7qkYNqRwJH9Q/?lang=pt.

Acesso em: 25 out. 2021.

5   Disponível em: aaonlinc.com.br.

Acesso em: 27 out. 2021.

6   As dicas a seguir se baseiam no guia alimentar desenvolvido pelo Ministério da Saúde, você pode acessá-lo pelo link: https://bvsms.saude.gov.br/bvs/publicacoes/guiaalimentarpopulacaobrasileira2ed.pdf.

7   Disponível em: https://www.euro.who.int/en/health-topics/disease-prevention/nutrition/a-healthy-lifestyle/body-mass-index-bmi.

Acesso em: 27 out. 2021.

8   Disponível em: https://abeso.org.br/obesidade-e-sindrome-metabolica/calculadora-imc/.

Acesso em: 27 out. 2021.

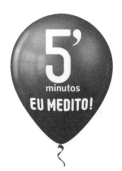

MEDITAR É FÁCIL E VOU TE MOSTRAR!

Um dia tem 1.440 minutos e a proposta aqui é que você invista apenas 5 Minutos diários para priorizar a sua saúde mental.

O Método 3 5 3, criado pela fundadora da Organização Internacional Mão Sem Fronteiras La Jardinera , é rápido, eficaz e traz benefícios já comprovados pela ciência.

É um exercício simples, baseado em respirações e na disciplina mental. Com a prática regular, de apenas 5 Minutos ao dia, com o aplicativo "5 Minutos Eu Medito", que tem uma trilha própria para a meditação, após uma semana já é possível perceber os seguintes resultados:

* Melhor concentração para as tarefas do dia a dia;
* Diminuição de dores, cansaço físico e mental causados por pressões diárias;
* Melhoria da qualidade do sono;
* Pensamentos mais positivos;

Que tal começar agora mesmo?

Aponte a câmera do seu celular pra esse código e aprenda a meditar com o Aurélio:

Prata fina®

Esse livro foi possível graças a pessoas que acreditam que a saúde física e a saúde mental são o caminho para uma vida mais longa e em equilíbrio.

A Criadora da Marca de joias Prata Fina, Lilian Miranda tem como missão compartilhar Saúde Mental.

Há 18 anos Lilian Miranda é voluntária da Organização Internacional Mãos Sem Fronteiras, onde se tornou referência por sua atuação comunitária e vem compartilhando os ensinamentos do Método 3 5 3 da meditação como embaixadora da Paz.

Aponte a câmera do seu celular pra esse código e conheça mais sobre as ações que ela ajuda para que o mundo tenha mais Paz.